Helga Pelizäus-Hoffmeister

Das lange Leben in der Moderne

Alter(n) und Gesellschaft
Band 21

Herausgegeben von

Gertrud M. Backes
Wolfgang Clemens

Helga Pelizäus-Hoffmeister

Das lange Leben in der Moderne

Wechselbeziehungen zwischen Lebensalter und Modernisierung

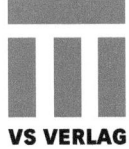

Bibliografische Information der Deutschen Nationalbibliothek
Die Deutsche Nationalbibliothek verzeichnet diese Publikation in der
Deutschen Nationalbibliografie; detaillierte bibliografische Daten sind im Internet über
<http://dnb.d-nb.de> abrufbar.

1. Auflage 2011

Alle Rechte vorbehalten
© VS Verlag für Sozialwissenschaften | Springer Fachmedien Wiesbaden GmbH 2011

Lektorat: Dorothee Koch / Tanja Köhler

VS Verlag für Sozialwissenschaften ist eine Marke von Springer Fachmedien.
Springer Fachmedien ist Teil der Fachverlagsgruppe Springer Science+Business Media.
www.vs-verlag.de

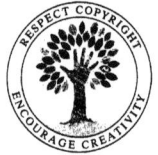

Das Werk einschließlich aller seiner Teile ist urheberrechtlich geschützt. Jede Verwertung außerhalb der engen Grenzen des Urheberrechtsgesetzes ist ohne Zustimmung des Verlags unzulässig und strafbar. Das gilt insbesondere für Vervielfältigungen, Übersetzungen, Mikroverfilmungen und die Einspeicherung und Verarbeitung in elektronischen Systemen.

Die Wiedergabe von Gebrauchsnamen, Handelsnamen, Warenbezeichnungen usw. in diesem Werk berechtigt auch ohne besondere Kennzeichnung nicht zu der Annahme, dass solche Namen im Sinne der Warenzeichen- und Markenschutz-Gesetzgebung als frei zu betrachten wären und daher von jedermann benutzt werden dürften.

Umschlaggestaltung: KünkelLopka Medienentwicklung, Heidelberg
Gedruckt auf säurefreiem und chlorfrei gebleichtem Papier
Printed in Germany

ISBN 978-3-531-17820-2

Inhaltsverzeichnis

1 Einleitung 11

2 Lebensalter und Modernisierung: Definitionen und
  Verortung 17
  2.1 Definitionen 17
  2.2 Verortung des Lebensalters im Modernisierungsprozess 21

3 Reflexiv modernisierungstheoretische Grundlagen 25

4 Lebensalter aus der Perspektive der historischen Demografie 35

5 Bedeutung des Lebensalters im Kontext der Modernisierung 47
  5.1 Vormoderne 48
    5.1.1 Subjektebene 49
    5.1.2 Institutionenebene 63
    5.1.3 Zusammenfassung 71
  5.2 Erste bzw. einfache Moderne 72
    5.2.1 Subjektebene 74
    5.2.2 Institutionenebene 83
    5.2.3 Zusammenfassung 95
  5.3 Zweite bzw. reflexive Moderne 96
    5.3.1 Institutionenebene 98
    5.3.2 Subjektebene 109
    5.3.3 Zusammenfassung 119

6 Zusammenfassung der Ergebnisse 123

7 Neue Perspektiven auf das Alter(n) 129

8 Literaturverzeichnis 137

Abbildungsverzeichnis

Abbildung 1: Modernisierungsprozesse nach Loo und Reijen 21
Abbildung 2: Lebensalter im Modernisierungsprozess 24
Abbildung 3: Theorie reflexiver Modernisierung: Konzepte und Thesen 32
Abbildung 4: Sterblichkeitsentwicklung als Folge einer Ursachenverkettung 42
Abbildung 5: Veränderungen der Sterblichkeit aus historischer Perspektive 44
Abbildung 6: Lebensaltertreppe von Hansson (1799) aus Bingsjö 66
Abbildung 7: Ausschluss der Älteren vom Arbeitsmarkt (1929) 88
Abbildung 8: Wechselbeziehungen zwischen Lebensalter und Modernisierung 128

Vorwort

Das Thema Alter(n) erfreut sich in den Medien derzeit größter Beliebtheit. Es überwiegen jedoch meist stereotype, verkürzte und veraltete Vorstellungen zum Alter und zum Prozess des Alterns mit seinen Bedeutungen für die Gesellschaft, die die sich rasch verändernde Wirklichkeit nicht erfassen. Dieses Buch soll einige dieser Mängel überwinden und eine „neue", reflexiv moderne Perspektive auf das Alter(n) bieten.

Die ursprüngliche Idee dazu stammt von Prof. Dr. Ulrich Beck (em.). Er hat dazu angeregt, den demografischen Wandel aus der Sicht der Theorie reflexiver Modernisierung zu betrachten, um ihn als nicht-intendierte Nebenfolge der Modernisierung zu „entlarven". Ihm geht es – wie immer – darum, die sich ständig verändernde Wirklichkeit nicht mit veralteten Maßstäben zu messen, „die uns blind machen für die sich rasant verändernde Realität" (Beck 2000), sondern mit einer „neuen Sicht auf die Dinge" ein angemesseneres Bild von der Wirklichkeit zu zeichnen. Seine Idee hat mich so begeistert, dass ich versuchte, das Instrumentarium der Theorie reflexiver Modernisierung nach und nach für die Betrachtung des Alter(n)s im Kontext gesellschaftlicher Modernisierung fruchtbar zu machen. Ursprünglich als Artikel geplant, ist so ein ganzes Buch entstanden.

Eine weitere wichtige Inspirationsquelle war für mich die Veröffentlichung von Prof. Dr. Gertrud Backes „Alter(n) als ‚gesellschaftliches Problem'?" von 1997, die nach meinem Wissensstand eines der ganz wenigen umfassenden und systematischen Beschreibungen des Alter(n)s im Kontext gesellschaftlicher Entwicklung im deutschsprachigen Raum darstellt. Hinzu kommen ihre vielen weiterführenden Reflexionen zum Thema Alter(n), die nicht nur in einer neuen Sichtweise, sondern zugleich in praktischen Handlungsansätzen münden, Ansätze, die ihren Niederschlag auch im letzten Kapitel dieses Buches finden.

Mit diesem Buch möchte ich auf etwas hinweisen, das in klassischen und auch in neueren Modernisierungstheorien überwiegend vernachlässigt wird, darauf dass unser ganzes Leben *aufs Engste* mit unserem Körper und insbesondere mit unserer „Lebenszeit" verbunden ist. Letztere kann daher auch nicht ohne Einfluss auf den Prozess der Modernisierung bleiben, so lautet meine These. Aus diesem Grund möchte ich hier *die sich stetig verlängernde Lebensspan-*

ne seit den letzten zweihundert Jahren als eine wichtige Voraussetzung für und als Folge von Modernisierungsprozessen in den Mittelpunkt zu rücken.

Es bleibt zum Schluss, denen zu danken, die mein Bemühen tatkräftig unterstützt haben. Vor allem bin ich Prof. Dr. Wolfgang Bonß dankbar für seine wichtigen und wertvollen Anregungen, seine konstruktive Kritik und vor allem für seine fortwährende Gesprächsbereitschaft. Ebenfalls danken möchte ich meinen Kolleginnen und Kollegen von der Universität der Bundeswehr München, die mir im Rahmen unserer Forschungskolloquien – insbesondere durch kritische Fragen – viele wichtige Anregungen gegeben haben.

München, August 2010   Helga Pelizäus-Hoffmeister

1 Einleitung

> Können wir länger als 100 Jahre gut leben?
> Ja!
> Werden wir?
> Vielleicht.
> Wird das gut sein?
> Ich weiß es nicht.
> *Donald S. Coffey*[1]

Wir leben in Zeiten einer „Revolution der Lebensdauer", erklärt Druyen (2003: 187). Die sich stetig verlängernde Lebensspanne ist einer der Kernprozesse des demografischen Wandels der letzten zweihundert Jahre. Für den Wirtschaftstheoretiker Fogel ist sie sogar „one of the greatest events of human history" (Fogel, zitiert nach Ehmer 2004: 34). Der damit verbundene Anstieg der Leben*serwartung* hat zu einer historisch einzigartigen Sicherheit hinsichtlich des eigenen Lebens geführt. Imhof (1984) spricht daher auch vom Übergang „Von der unsicheren zur sicheren Lebenszeit". Er betont, dass wir heute mit unserer Geburtsurkunde „praktisch ein weiteres Zertifikat für eine [hohe] Standard-Lebensdauer" erhalten (Imhof 1988: 94). Während die durchschnittliche Lebenserwartung in Europa in der ersten Hälfte des 18. Jahrhunderts beispielsweise um die 30 Jahre betrug, liegt sie heute bei etwa 80 Jahren (vgl. z.B. Schimany 2003). Und wagt man – auf der Basis von Modellrechnungen – einen Blick in die Zukunft, dann zeigt sich, dass die Lebenserwartung auch weiterhin kontinuierlich steigen wird, wenn auch vielleicht nicht in dem Maße wie zuvor (vgl. Statistisches Bundesamt 2003, Höpflinger 2005: 24). In Vorausschätzungen wird ihr Anstieg bis zum Jahre 2080 (in Deutschland) für Männer auf 84 und für Frauen auf 90 Jahre angegeben (vgl. Schimany 2003: 154). Dieser Rückgang der Sterblichkeit ist ein universeller Prozess. Er setzte im 19. und 20. Jahrhundert in Europa ein und weist heute eine globale Dimension auf (vgl. Ehmer 2004: 34).

Aber was bedeutet dieser Prozess für die Individuen und für die Gesellschaft? Ganz grundsätzlich bedeutet die sichere Erwartung eines sehr langen

---

1 Coffey, zitiert nach Mohl 1993: 27.

Lebens für jeden Einzelnen, dass er[2] sein Leben heute von einem relativ kalkulierbaren Ende her gestalten kann, eine noch nie dagewesene Situation und gleichzeitig eine ungeheure Chance. Anders als bei unseren Vorfahren ist es ihm möglich, seinen Lebensverlauf einzuschätzen und zu planen. Seine lange Lebensspanne wird dabei zu einer festen, nach oben hin abgeschlossenen und damit umso wertvolleren Größe, mit der er relativ sicher rechnen kann. Und da das Erreichen eines hohen Lebensalters in modernen Gesellschaften zur kollektiven Erfahrung – zum Massenphänomen – wird, bleibt es auch nicht ohne Konsequenzen für die Gesamtgesellschaft. Es führt u.a. zum Altern der Gesamtbevölkerung, dem demografischen Altern, was eine Steigerung des Durchschnitts- oder Medianalters einer Bevölkerung bedeutet.[3]

Was diese grundlegenden Veränderungen konkret bedeuten, darüber wird in der Öffentlichkeit viel diskutiert. Selten jedoch wird das steigende Lebensalter vor dem Hintergrund des gesellschaftlichen Kontextes betrachtet. Ein systematischer Zusammenhang wird kaum hergestellt. Es überwiegen verkürzte und vor allem einseitige Darstellungen wie die endlosen Negativ-Diskussionen über den „Generationenkrieg", das „Alter als Last", den „Pflegenotstand", die „Altersexplosion" etc. (vgl. z.B. Mohl 1993), aber auch (ebenfalls meist einseitig) positiv konnotierte Varianten im Sinne des „produktiven Alters", der „neuen Alten", der „gewonnenen Jahre" etc.

Diese Verkürzungen sollen in der vorliegenden Untersuchung überwunden werden. Es sollen Thesen dazu formuliert werden, *wie* es zum individuellen und in der Folge zum demografischen Altern vor dem Hintergrund gesellschaftlicher Veränderungen kommt und – vor allem – mit welchen *Folgen* diese Prozesse für das Individuum und die Gesellschaft verbunden sind. Eine Klärung dieser Zusammenhänge ist wichtig, da jeder Einzelne und auch die Gesamtgesellschaft durch die Alterungsprozesse vor neue, bislang unbekannte Aufgaben und Herausforderungen gestellt werden, die ohne diese Einsichten kaum bewältigt werden können.

Um die Frage nach den *Entstehungsbedingungen* der Alterungsprozesse beantworten zu können, ist zum einen der Einbezug einer *historischen Perspektive* notwendig. Denn die Erhöhung des tatsächlichen Lebensalters – und damit

---

2 Auch wenn ich mich in diesem Buch aus Gründen der besseren Lesbarkeit durchgängig der männlichen Form bediene, so sind natürlich dennoch beide Geschlechter gemeint.

3 Dass für den Prozess des gesellschaftlichen Alterns auch der Rückgang der Geburtenrate von großer Bedeutung ist, ist unbestritten. Dennoch wird er hier nicht im Mittelpunkt stehen, da die in den letzten Jahrzehnten stattfindenden Veränderungen in der Sterblichkeit den wesentlichen Beitrag zur demografischen Alterung leisten (vgl. Dinkel 1994: 69, Schimany 2003: 256). Insofern wird die so genannte „Alterung von oben" bzw. der Mortalitätsaspekt im Mittelpunkt stehen, ohne dass die gleichzeitige Wichtigkeit des Fertilitätsrückganges geleugnet wird (vgl. Luy 2006: 3).

1 Einleitung

verbunden die Steigerung der Lebenserwartung – ist ein Prozess, der etwa Mitte des 18. Jahrhunderts beginnt und sich seitdem stetig weiter fortsetzt. Zum anderen muss die verlängerte Lebenszeit – wie oben erwähnt – vor dem Hintergrund *gesellschaftlicher Veränderungen* betrachtet werden. Denn nicht die durch die Natur vorgegebene biologische Grenze der Länge des Lebens hat sich (bislang[4]) verschoben, sondern die tatsächlich durchlebte Spanne an Zeit (vgl. Imhof 1988). Dies verweist auf einen Zusammenhang zwischen dem tatsächlich erreichten Lebensalter und den soziokulturellen Bedingungen einer Gesellschaft. Eine Verlängerung der Lebensspanne wird insofern auf die Entwicklung eines sozialen Systems zurückgeführt, das ein zunehmendes Altwerden ermöglicht.

Um die Steigerung des Lebensalters – als sozial erwartbares Alter und als tatsächliche Lebensspanne[5] – in Europa in den letzten Jahrhunderten im Kontext gesellschaftlicher Veränderungen analysieren zu können, muss sie vor dem Hintergrund der umfassenden *Modernisierungsprozesse* betrachtet werden. Denn diese haben die gesellschaftlichen Verhältnisse dieser Zeit geprägt. Es wird vermutet, dass ein hohes Lebensalter nicht nur in den Modernisierungsprozessen begründet liegt, sondern zugleich Ursache weitergehender Modernisierung ist und so einen gravierenden Einfluss auf Individuum und Gesellschaft ausübt.

Ziel dieses Buches ist zu zeigen, in welcher Weise das höhere Lebensalter einen wichtigen Beitrag zum Prozess der Modernisierung leistet, selbst aber zugleich das Ergebnis von Modernisierungsprozessen ist. Darüber hinaus soll beschrieben werden, welche Wechselbeziehungen zwischen dem demografischen Altern – das als nicht-intendierte Nebenfolge des höheren erreichten Lebensalters verstanden wird – und weitergehenden Modernisierungsprozessen bestehen. Denn erst wenn die komplexen Zusammenhänge zwischen Lebensalter und Modernisierungsprozessen aufgedeckt werden, so die These, können die zum Teil konfliktträchtigen Folgen des zunehmend sicheren langen Lebens adäquat eingeschätzt und Lösungsstrategien entwickelt werden.

Gängige soziologische *Modernisierungstheorien* berücksichtigen die demografischen Veränderungen im Zuge der Modernisierung meist nicht (vgl. Kaufmann 2005: 21, Luhmann 1997: 151). Die konstitutive Rolle des steigenden Lebensalters wird nicht oder zu wenig erkannt.[6] In der *Alter(n)ssoziologie* hin-

---

4 Biowissenschaftler arbeiten derzeit intensiv daran, in Zukunft auch die biologisch mögliche Lebensspanne durch gentechnische Maßnahmen weiter zu verlängern. Näheres hierzu in Kapitel 2.1.
5 Wenn in dieser Untersuchung allgemein vom Lebensalter gesprochen wird, ist sowohl das tatsächlich erreichte als auch das erwartbare Lebensalter gemeint.
6 Nach Konietzka und Geisler (2008: 162) könnte die untergeordnete Rolle bevölkerungssoziologischer Fragen in der Soziologie darin begründet liegen, dass das akademische Fach Demografie an den Universitäten marginalisiert wird.

gegen gibt es bis Anfang der 1960er Jahre einige wenige, eher strukturfunktionalistisch geprägte Ansätze, die eine Einbettung des Alters – und dadurch implizit auch das gestiegene Lebensalter – in gesellschaftliche Bezüge vornehmen (vgl. Backes 1997: 63). Diese beschreiben Wechselbeziehungen zwischen dem Alter bzw. der immer größer werdenden Gruppe älterer Menschen und der Gesellschaft, die auf strukturfunktionalistischen Gleichgewichtsvorstellungen beruhen (z.B. Tartlers (1961) Aktivitäts- oder Ausgliederungsthese, das Konzept des Disengagements von Cumming und Henry (1961) etc.). Mit Beginn der in den 1960er Jahren stattfindenden zunehmenden Konzentration der Alter(n)ssoziologie auf die individuelle und soziale Problematik des Alter(n)s geraten diese gesellschaftlichen Bezüge allerdings zunehmend aus dem Blickfeld. Erst seit den 1970er Jahren werden sie wieder aufgegriffen und finden beispielsweise ihren Niederschlag in der Theorie der Lebensphasen von Rosenmayr (1969, 1976), im Konzept der Altersschichtung von Riley u.a. (1972) und später in der Soziologie des Lebenslaufs, die vor allem von Kohli (1978) und Mayer (1981) entwickelt wird.

Dennoch bemängeln viele Autoren, dass sich die allgemeine Soziologie insgesamt noch zu wenig der Alter(n)sthematik annimmt, während sich Alter(n)ssoziologie und Gerontologie zu wenig mit dem Verhältnis von Alter(n) und Gesellschaft beschäftigen.[7] Eine wichtige Ausnahme bildet ein umfassendes Werk von Backes (1997), das sich explizit mit dem aktuellen Verhältnis von Alter(n) und Gesellschaft beschäftigt.

Im Rahmen dieses Buches wird hingegen (nur) ein Aspekt des demografischen Wandels herausgegriffen und einer genaueren Analyse unterzogen. Es wird das zunehmend höhere Lebensalter mit seinen Ursachen im und seinen Folgen für den Modernisierungsprozess aus einer historischen Perspektive betrachtet. Diese Fokussierung beruht auf der Annahme, dass es sich hierbei um ein besonders wichtiges demografisches Phänomen handelt, das gerade in den letzten Jahrzehnten besonders an Bedeutung gewonnen hat. Aber selbst bei dieser Reduzierung auf einen Aspekt können die vielfältigen „Wechselbeziehungen" nur exemplarisch – anhand einiger weniger wichtiger Themenfelder – dargestellt werden.[8] Auch im Hinblick auf die Betrachtung unterschiedlicher Ebenen (individuelle, soziale, institutionelle, gesellschaftliche)[9], in denen sich die Wechselbeziehungen manifestieren können, muss eine Eingrenzung vorgenommen werden. Hier wird einerseits die individuelle Ebene (*Subjektebene*) – konkreter das individuelle Selbstverständnis – untersucht, zum anderen die

---

7 Vgl. z.B. Backes 1997: 76f., Amann 1993: 103, Schroeter 2000: 79f., Clemens 1998.
8 Wechselbeziehungen werden hier als „Wahlverwandtschaften" im Sinne Webers verstanden, was die Frage nach dem primären Anstoß offen lässt.
9 Vgl. hierzu ausführlich Backes 1997.

institutionelle Ebene (*Institutionenebene*), wobei der Fokus bei Letzterer nur auf alters- und lebenslaufbezogene Institutionen gerichtet wird.[10]

Das heißt, es werden Fragen beantwortet wie: Was bedeutet eine unsichere bzw. sicher erwartbare Lebenszeit für das Selbstverständnis der Individuen, was für ihre Wahrnehmung des Todes? Wie gestalten bzw. planen sie vor diesem Hintergrund ihr eigenes Leben? Wie wird das tatsächliche Lebensalter selbst durch das individuelle Selbstverständnis beeinflusst? Aber auch bezüglich gesellschaftlicher Institutionen ergibt sich eine Reihe von Fragen wie beispielsweise: Welche lebenslaufbezogenen Institutionen bilden sich vor dem Hintergrund einer sicheren oder einer unsicheren Lebenserwartung heraus? Was bedeutet es für existierende gesellschaftliche Institutionen, wenn ein hohes individuelles Lebensalter zum Massenphänomen wird? Wie wird institutionell darauf reagiert?

Um die Wechselbeziehungen und deren Veränderungen im Zeitverlauf systematisch erfassen und erklären zu können, wird auf die *Theorie reflexiver Modernisierung* zurückgegriffen, die dafür ein geeignetes Instrumentarium bereithält. Insbesondere ihr Konzept der nicht-intendierten „Nebenfolgen" und die „Epochen"-Unterscheidung[11] sind für diese Untersuchung von besonderer Bedeutung.

Die Ausführungen sind als eine Art vorläufige und idealtypisch konstruierte Skizze gedacht, die anhand einiger ausgewählter empirischer Befunde die Differenz zwischen den verschiedenen Zeitphasen und die Richtung des Wandels veranschaulichen soll. Sie erhebt nicht den Anspruch, vollständig und umfassend zu sein. Einschränkend ist zudem hinzuzufügen, dass sich die Untersuchung weitgehend auf den deutschen Raum bezieht. Denn weder für die demografischen Phänomene noch für institutionelle Regelungen lassen sich Aussagen treffen, die allgemeine Gültigkeit beanspruchen können.

Zum Aufbau des Buches: Um das tatsächlich realisierte und das sozial erwartbar steigende Lebensalter als wichtige Voraussetzung für und als Folge von Modernisierungsprozessen beschreiben zu können, wird zunächst konkretisiert, was unter diesen Begriffen verstanden wird und wie sich eine verlängerte Lebensspanne und die damit verbundene zunehmend sicherere Erwartung eines hohen Lebensalters im Modernisierungsprozess verorten lässt (2). Zur Beschreibung der Wechselbeziehungen zwischen Lebensalter und Modernisierung wird

---

10 Die gesellschaftliche Ebene des Diskurses wird darüber hinaus dann in die Überlegungen mit einfließen, wenn ein enger Zusammenhang zu den anderen Ebenen besteht.
11 Auch wenn im Folgenden verschiedene „Epochen" unterschieden werden, so wird dennoch nicht von radikalen Umbrüchen im historischen Verlauf ausgegangen. Vielmehr werden langfristige Wandlungsprozesse angenommen, in denen sich „Altes" mit „Neuem" mischt und langsam neue gesellschaftliche Strukturen entstehen. Die gewählte idealtypische Darstellung soll allein der Verdeutlichung der Argumentation dienen.

auf zentrale Konzepte der Theorie reflexiver Modernisierung zurückgegriffen, die in Kapitel 3 vorgestellt werden. Dem folgt – auf der Basis von Erkenntnissen aus der historischen Demografie – eine Erläuterung der Veränderungen des tatsächlich erreichten Lebensalters im Zuge des Modernisierungsprozesses für den Zeitraum von ca. 1650 bis zur Gegenwart (4). Diese Ausführungen schließen die Betrachtung der gesellschaftlichen Rahmenbedingungen mit ein, die als Ursache der Veränderungen diskutiert werden. Darüber hinaus werden einige Prognosen für die Zukunft präsentiert. Im Anschluss daran wird mit Hilfe des eingeführten Instrumentariums und aus modernisierungstheoretischer Perspektive diskutiert, welche Folgen das stetig steigende Lebensalter auf individueller und institutioneller Ebene zeitigt (5). Es folgen eine zusammenfassende Darstellung der Erkenntnisse (6) und der Versuch, erste Schritte hin zu einer neuen Perspektive auf das Alter(n) zu entwickeln (7).

2 Lebensalter und Modernisierung: Definitionen und Verortung

Um das steigende – tatsächlich realisierte und sozial erwartbare – Lebensalter als wichtige Voraussetzung für und als Folge von Modernisierungsprozessen beschreiben zu können, wird vorab konkretisiert, was unter den Begriffen tatsächlich erreichtes Lebensalter[12], erwartbares Lebensalter und Modernisierung verstanden wird (2.1). Anschließend wird aufgezeigt, wo sich im Sinne der Autorin die stetig steigende Lebensspanne und die daraus resultierende Erwartung eines langen Lebens im Modernisierungsprozess verorten lassen (2.2).

2.1 Definitionen

Um präziser argumentieren zu können, wird zwischen dem tatsächlich erreichten und dem erwartbaren Lebensalter bzw. der Lebenserwartung unterschieden. Dabei wird das *tatsächlich erreichte Lebensalter* als die Anzahl der Jahre verstanden, die Individuen einer gegebenen Population tatsächlich (er)leben. Diese realisierten Lebensspannen werden auf sogenannten Sterbetafeln festgehalten, die regelmäßig von den statistischen Bundes- bzw. Landesämtern veröffentlicht werden.

Unter der *Lebenserwartung* hingegen wird die statistisch zu erwartende durchschnittliche Anzahl der Jahre verstanden, die den Individuen einer gegebenen Population ab einem bestimmten Zeitpunkt bis zum Tode verbleiben. Grundsätzlich kann jeder beliebige Zeitpunkt gewählt werden, ab dem die restliche Lebenszeit ermittelt wird. In der Regel wird jedoch von der Geburt aus gerechnet. Bei diesem Mittelwert ist allerdings zu beachten, dass alle Altersgruppen einer Population in seine Berechnung einfließen. So kann eine Zunahme der Lebenserwartung beispielsweise auf dem Sinken der Säuglings- und Kindersterblichkeit, auf einer verringerten Sterblichkeit in den höheren oder aber in allen Altersgruppen beruhen. Insofern schließt z.B. eine niedrige Lebenserwartung nicht aus, dass einige Menschen durchaus ein sehr hohes Alter erreichen können.

---

12 Synonym wird auch der Begriff der Lebensspanne verwendet.

Nach Imhof (1988: 5) wird weiter zwischen der ökologischen und der biologischen (oder auch physiologischen) Lebenserwartung unterschieden, einer Differenzierung, der hier gefolgt wird.[13] Die *biologische Lebenserwartung* ist in seinem Sinne die, die uns „von Natur aus" zur Verfügung steht. Sie ist, in seinen Worten, die „biologische Lebenshülle", die uns zur Verfügung stünde, würden wir nicht durch vielerlei widrige Umstände meist schon vorher aus dem Leben gerissen (vgl. ebd., 6). Es ist die maximal erwartbare Lebenszeit der Spezies Mensch. Sie liegt nach Imhof (1996) bei etwa 84 bis 86 Jahren. Ehmer (2004) hingegen schätzt sie auf ca. 85 bis 90 Jahre. Und Schimany (2003: 115) geht sogar von einer Lebenserwartung von etwa 110 Jahren[14] aus. Seine Schätzung wird noch von Dinkel (1994: 78) übertroffen, der unter günstigsten Umständen eine Lebensspanne von 120 Jahren für erreichbar hält, da die ältesten Personen, deren Sterbealter als gesichert gelten kann, ein Alter von oder knapp über 120 Jahren erreicht haben.

Als *ökologische Lebenserwartung* wird hingegen die Lebensspanne bezeichnet, mit der aufgrund geschlechts-, alters-, schichten-, orts- und zeitspezifischer Bedingungen zu rechnen ist. Sie ist nicht Folge der „Natur", sondern der gesellschaftlichen Bedingungen, des Grades der Zivilisation (vgl. Schimany 2003: 102). Insofern wird von einem systematischen Zusammenhang zwischen der soziokulturellen Entwicklung einer Region und der Lebenserwartung der dort wohnenden Menschen ausgegangen. Die Ursachen für eine Steigerung der ökologischen Lebenserwartung werden in der Entwicklung eines sozialen Systems gesehen, das ein zunehmendes Altwerden ermöglicht (vgl. Höpflinger 1997: 149).[15]

Ein Zusammenhang zwischen der Entwicklung der menschlichen Kultur und der Lebenserwartung ist aus Sicht von Sozialanthropologen aus mehreren Gründen wahrscheinlich: Zum einen beinhaltet nach ihnen die Kulturfähigkeit der Menschen die Möglichkeit der intergenerativen Weitergabe „von lebenserhaltenden und lebensverbessernden Informationen [und] die Fähigkeit, sich durch Lernen zu verändern" (vgl. Schimany 2003: 105). Zum anderen vergrößert eine steigende Lebenserwartung die von Eltern und Kindern gemeinsam

---

13 Schimany (2003: 115) unterscheidet hier in Anlehnung an Laslett (1995) zwischen Lebensspanne und Lebenserwartung, wobei die Lebensspanne die biologische Grenze ausmacht und sich die Lebenserwartung auf die zu erwartenden Lebensjahre eines Individuums einer Population bezieht. Die Unterscheidung nach Imhof erscheint mir allerdings treffender, da es sich in beiden Fällen um kognitive Konstruktionen handelt, was bei Imhof durch den Begriff der Lebens*erwartung* verdeutlicht wird.
14 Dies ist nach Schimany (2003: 115) das Alter, über das hinaus nur 0,1% der Menschen älter werden.
15 Fakt ist nach Imhof (1988), dass die Menschen auch heute noch in der Regel sterben, bevor sie biologisch „alt" geworden sind.

2.1 Definitionen

gelebte Zeit, was die Kulturweitergabe – insbesondere die Tradierung von Erfahrungen und Informationen – begünstigt (vgl. ebd.).[16]

Ob die gerade skizzierte *eindeutige* Unterscheidung zwischen ökologischer und biologischer Lebenserwartung allerdings auch in Zukunft aufrechterhalten werden kann, ist offen. Denn Wissenschaftler auf der ganzen Welt spekulieren gegenwärtig heftig darüber, ob die bislang als mehr oder weniger fix geltende, maximal erreichbare *biologische* Lebenserwartung nicht doch erhöht werden kann. Denn vor allem Biowissenschaftler suchen intensiv nach gentechnischen Maßnahmen, um die biologisch mögliche Lebensspanne weiter zu verlängern (vgl. z.B. Knell, Weber 2009, Mohl 1993, Fischer 2005). Aufgrund von Fortschritten in der gentechnischen Forschung könnte sich die bislang gültige Differenzierung zwischen biologischer und ökologischer Lebenserwartung in Zukunft möglicherweise auflösen. Es wäre denkbar, dass es zukünftig keine *ausschließlich* durch die „Natur" festgelegte Grenze einer maximalen Lebensspanne und daher auch keine rein biologische Lebenserwartung mehr gibt.

Dessen ungeachtet steht in der vorliegenden Untersuchung die *ökologische* Lebenserwartung im Vordergrund, denn es werden die Wechselbeziehungen zwischen dem tatsächlichen und sozial erwartbaren Lebensalter und gesellschaftlichen Modernisierungsprozessen untersucht.

Wird nun der Begriff der *Modernisierung* betrachtet, dann zeigt sich, dass es sich hier um einen schillernden Begriff handelt, der in unterschiedlichen Kontexten auf verschiedenste Art und Weise verwendet wird. In den Sozialwissenschaften bezieht er sich meist auf einen bestimmten, zeitlich genau umschriebenen Entwicklungsprozess westlicher Gesellschaften. Bendix beschreibt ihn als „einen Typus des sozialen Wandels, der seinen Ursprung in der englischen Industriellen Revolution und in der politischen Französischen Revolution hat" (Bendix 1969: 506). Von dieser zeitlichen Verortung wird auch in dieser Untersuchung ausgegangen. Van der Loo und van Reijen (1997) entwickeln eine systematische und umfassende Definition des Begriffs, die den weiteren Ausführungen als Basis dient. Nach ihnen verweist Modernisierung

> „auf einen Komplex miteinander zusammenhängender struktureller, psychischer und physischer Veränderungen, der sich in den vergangenen Jahrhunderten herauskristallisiert und damit die Welt, in der wir augenblicklich leben, geformt hat und noch in eine bestimmte Richtung lenkt" (Loo, Reijen 1997: 11).

---

16 Schimany (2003) gibt einen gelungenen historischen Überblick über den Zusammenhang zwischen Kultur und Lebenserwartung, auf die gesamte Menschheitsgeschichte bezogen.

Als wesentlich erachten van der Loo und van Reijen, dass es sich hierbei um Prozesse handelt, die aufs Engste miteinander verwoben sind, so dass sie monokausal argumentierende Modernisierungstheorien als wenig sinnvoll erachten.

Um die verschiedenen Prozesse der Modernisierung und die darauf bezogene schier unbegrenzte Zahl an Modernisierungstheorien systematisieren zu können, entwickeln sie ein konzeptuelles Schema zur Einordnung. Sie differenzieren zwischen verschiedenen Handlungsfeldern, denen die jeweiligen Prozesse (bzw. Theorien) zugeordnet werden. Als Handlungsfelder beschreiben sie: die Struktur (der Gesellschaft), die Kultur, die Personen und die Natur (vgl. ebd., 31).

Van der Loo und van Reijen können herausarbeiten, dass Modernisierung aus der Perspektive gesellschaftlicher Strukturen meist als ein Prozess der *Differenzierung* diskutiert wird (vgl. ebd., 33 oder z.B. Durkheim, [1893]1992). Als Differenzierung wird die Aufspaltung eines ehemals homogenen Ganzen in Teile mit eigenem Charakter und eigener Zusammensetzung betrachtet. Sie bedeutet eine Auffächerung von sozialen Einheiten wie Gruppen, Institutionen und Organisationen, die jeweils vor dem Hintergrund eigener Werte und Normen ihre je eigenen Zielsetzungen verfolgen.

Rückt hingegen die Kultur in den Mittelpunkt der Betrachtung, dann werden moderne Gesellschaften häufig als dem Prozess der *Rationalisierung* unterworfen beschrieben (vgl. z.B. Weber 1988). Hierunter wird das Ordnen und Systematisieren der Wirklichkeit verstanden, mit dem Ziel diese berechenbar und beherrschbar zu machen. Es impliziert, dass das Denken und Handeln der Individuen immer mehr durch Berechnung, Begründbarkeit und Beherrschung geprägt wird (vgl. Loo, Reijen 1997: 34).

Aus der Sicht der Personen wird Modernisierung vor allem als ein Prozess der *Individualisierung* interpretiert (vgl. z.B. Simmel, [1908]1992). Dieser verweist auf die wachsende Bedeutung des Individuums, das sich zunehmend aus der Kollektivität seiner unmittelbaren Umgebung herauslöst (vgl. Loo, Reijen 1997: 34). Es erlangt einen gewissen Grad an persönlicher Unabhängigkeit. Selbstentfaltung, Selbständigkeit und Privatheit werden dabei zu immer wichtigeren Lebenszielen, während ein gefügiges Leben auf der Basis von Traditionen seltener wird (vgl. ebd., 179).

Und bei der Betrachtung der „inneren und äußeren" Natur wird Modernisierung vielfach als ein Prozess der *Domestizierung* verstanden. Dieser bezieht sich auf das Maß, in dem sich die Individuen ihrer biologischen und natürlichen Begrenzungen entziehen können (vgl. ebd., 35). Domestizierung wird nach Loo und Reijen allgemein als ein „Zähmen" bzw. das Optimieren der Möglichkeiten verstanden, die Natur und Körper bieten (vgl. ebd., 218).

Die folgende Darstellung soll der Veranschaulichung der genannten Annahmen dienen.

Abbildung 1: Modernisierungsprozesse nach Loo und Reijen[17]

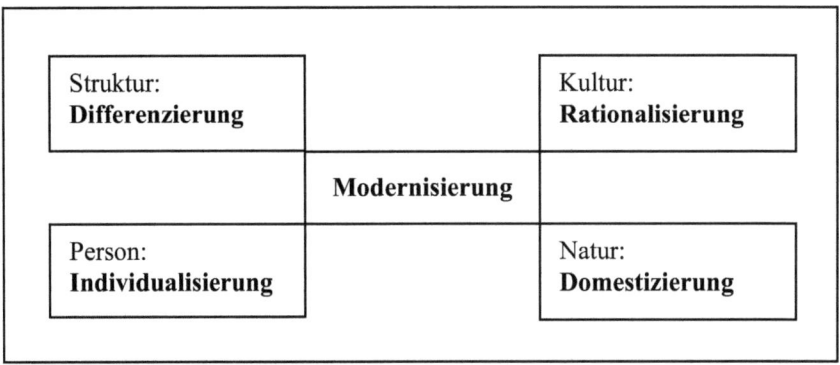

Auf Basis dieses Systematisierungsvorschlags lässt sich die hier interessierende Forschungsfrage präzisieren: Werden eine steigende Lebensspanne und die damit verbundene steigende Lebenserwartung als Entwicklungen betrachtet, die aufs Engste mit den Modernisierungsprozessen verknüpft sind, dann müssten sich beide Phänomene auf Prozesse beziehen, die diesem Schema zugeordnet sind, so lautet die These, die im nächsten Kapitel diskutiert wird.

2.2 Verortung des Lebensalters im Modernisierungsprozess

Ein stetig steigendes, tatsächlich erreichtes Lebensalter kann vor dem Hintergrund des oben eingeführten Schemas als eine Form der *Domestizierung*, als ein zunehmendes Beherrschen des menschlichen Körpers in der Moderne interpretiert werden, so lautet meine These. Die Verlängerung der Lebensspanne wird insofern als Folge veränderter gesellschaftlicher Bedingungen betrachtet, die ein Älterwerden ermöglichen.

Es muss vorausgeschickt werden, dass sich die Menschen nicht erst in der Moderne, sondern seit jeher bemühten, den Beschränkungen, die ihnen durch den eigenen Körper und die physische Umgebung auferlegt wurden, zu entgehen. Meist mit der Unterstützung von technischen Hilfsmitteln versuchten sie

---

17 Das Schema entspricht inhaltlich der Darstellung, die van der Loo und van Reijen (1997: 31) entwickelt haben.

immer schon, sich von ihren körperlichen und natürlichen Fesseln zu befreien und damit ihre Abhängigkeit von der Natur ein Stück weit zu schmälern. In der Moderne aber beginnt sich das Verhältnis zwischen Mensch und Natur radikal zu verändern. Vor allem Techniksoziologen verweisen darauf, dass sich die Abhängigkeit der Menschen von der Natur im Zuge von Domestizierungsprozessen in eine Beherrschung der Natur durch den Menschen wandelt.[18] Zwar bleibt der Mensch de facto weiterhin von der Natur abhängig, aber diese Abhängigkeit wird immer indirekter und abstrakter (vgl. Loo, Reijen 1997: 228). Bis heute gilt es als selbstverständlich, dass mit Hilfe verschiedenster Techniken natürliche Gefahren und Katastrophen verhindert und das menschliche Schicksal damit verbessert werden kann. Menschen werden – zumindest scheinbar – immer mehr in die Lage versetzt, unabhängiger von ihren natürlichen und körperlichen Einschränkungen zu leben und zu handeln.

Domestizierungsprozesse lassen sich auf unterschiedlichen Ebenen feststellen. Thema der meisten Domestizierungstheorien ist das Beherrschen der natürlichen *Umwelt* einer Gesellschaft. Hier gilt vor allem die zunehmende Technisierung, die im Zuge der Modernisierung eine bis dahin unbekannte Geschwindigkeit erhält, als Auslöser des Fortschritts.

Daneben wird aber auch der *menschliche Körper*[19] domestiziert. Sucht man in soziologischen Modernisierungstheorien allerdings nach dem Körper, dann muss man feststellen, dass er bis weit in die 90er Jahre hinein kaum zu finden ist (vgl. Schroer 2005: 7). Noch 1997 betont von Trotha, dass die Soziologie „bis heute weitgehend eine Wissenschaft ohne den menschlichen Körper" ist (Trotha 1997: 27).

Ein Grund für die Vernachlässigung des Körpers in der Soziologie wird meist darin gesehen, dass diese gegenüber anderen Disziplinen um Autonomie bemüht war und ist (vgl. Schroer 2005, Gugutzer 2004). Sie will Soziales nur mit Sozialem erklären (Durkheim) und nicht mit Psychischem oder Biologischem. Und mit der Annahme, dass sich gesellschaftliche Strukturen nicht auf die biologische Ausstattung zurückführen lassen, kann sie sich beispielsweise erfolgreich von der Biologie emanzipieren (vgl. Schroer 2005: 12). Ein weiterer Grund mag darin liegen, dass die Soziologie „Gesellschaft" und „Sozialität" eher in den Köpfen der Menschen als in ihren Körpern verortet. Verantwortlich dafür ist der die Moderne prägende Dualismus zwischen Geist und Körper (vgl.

---

18 Vgl. z.B. Ellul 1964, Marcuse, 1965, Schelsky 1965, Degele 2002: 35.
19 Als Körper wird hier das „Körperding" (Gugutzer 2002: 124, kursiv im Original) in seiner Materialität verstanden, also der Körper, den man hat. Dieses Körperhaben bezieht sich auf den Körper als Gegenstand, den man beherrschen und als instrumentelles Mittel einsetzen kann. Nicht gemeint ist hingegen das, was Plessner (1964) und Gugutzer (2002, 2004) als Leib bezeichnen. Diesen verstehen sie als Leibsein. In diesem Sinne ist der Mensch sein Leib (vgl. Gugutzer 2002: 124).

2.2 Verortung des Lebensalters im Modernisierungsprozess

Gugutzer 2004: 21). Der menschliche Körper wird dabei meist „als ein außergesellschaftliches, zur Natur gehörendes Phänomen betrachtet, das entsprechend in den Zuständigkeitsbereich der Naturwissenschaften" fällt (ebd., 22). Schroer vermutet darüber hinaus, dass die Vernachlässigung des Körpers auch damit zusammenhängt, dass er in der Realität im Zuge der Zivilisierung und des technischen Fortschritts zunehmend in den Hintergrund gedrängt wird (vgl. Schroer 2005: 13). Erst seit den 90er Jahren zeigt sich in der deutschen Soziologie ein allmählich wachsendes Interesse am Körper. Damit reagiert sie auf den zunehmenden „Kult um den Körper", der in den Medien zu einem wichtigen Thema geworden ist.

Zwar hat der menschliche Körper nie im Mittelpunkt klassischer Modernisierungstheorien gestanden, dennoch ist er kein völlig vernachlässigtes Phänomen. Immerhin schenkt Simmel ihm schon 1907 in seiner „Soziologie der Sinne" Aufmerksamkeit, ebenso wie Elias ihn in seinen „Proße der Zivilisation" mit einbezieht (vgl. Simmel [1907]1993, Elias 1997). Was in den klassischen und auch in vielen neueren Modernisierungstheorien allerdings überwiegend vernachlässigt wurde und wird, ist, dass unser „irdisches" Leben *aufs Engste* mit unserem Körper und insbesondere mit seiner *Lebenszeit* verbunden ist. Denn die Zeit, die unser Körper (er-)lebt, ist unsere einzig mögliche Zeit (vgl. Petzold 1982: 68).[20] Sie darf daher, so die Überlegung, die hier im Vordergrund steht, in ihrer Bedeutung nicht unterschätzt werden.

Obwohl in neueren Arbeiten zum Körper insbesondere vor seiner Ontologisierung gewarnt wird (vgl. Schroer 2005: 26), soll es in dieser Untersuchung darum gehen, die biologische Seite des Körpers als eine wichtige Voraussetzung für und als Folge von Modernisierungsprozessen in den Mittelpunkt zu rücken. Konkreter: These ist, dass das in der Moderne kontinuierlich steigende Lebensalter Ausdruck eines zunehmenden Beherrschens des menschlichen Körpers bzw. der zunehmenden Kontrolle über die menschliche Lebensdauer, und insofern Resultat von *Domestizierungsprozessen* ist. Die sich stetig verlängernde Lebensspanne bildet darüber hinaus die Voraussetzung dafür, dass die Individuen nun immer sicherer mit einem hohen Lebensalter rechnen können. Und diese kognitive Sicherheit, so die weiterführende Vermutung, wird sich auch auf der Personenebene bzw. im individuellen Selbstverständnis widerspiegeln und daher in enger Wechselbeziehung mit den *Individualisierungsprozessen* dieser Zeit stehen.

---

20 Giddens immerhin baut den Körper in seine Theorie der Strukturierung mit ein, indem er ihn als den „Ort" des handelnden Subjekts versteht (vgl. Giddens 1997: 89). Auch der Lebensspanne des Individuums räumt er Relevanz ein, da diese eine „irreversible Zeit" sei, ein „Sein zum Tode", wie er in Anlehnung an Heidegger formuliert (ebd.). Und diese Zeit ermögliche und begrenze zugleich das menschliche Handeln.

Welche konkreten Formen von Wechselbeziehungen zwischen dem sich verändernden Lebensalter und den Prozessen der Domestizierung und der Individualisierung existieren, soll die spätere Analyse ergeben.

Es bleibt festzuhalten, dass hier die Relevanz eines biologischen Grundtatbestandes – des zunehmenden Lebensalters – für die individuelle und gesellschaftliche Entwicklung behauptet wird, der allerdings selbst wiederum im Rahmen von Domestizierungsprozessen gesellschaftlich-historisch bedingt ist. Vor dem Hintergrund dieser These darf die Erhöhung des Lebensalters und die damit verbundene Erwartung eines längeren Lebens bei der Betrachtung des Modernisierungsprozesses nicht vernachlässigt werden.

Die folgende Abbildung soll die vermuteten Wechselbeziehungen zwischen dem Lebensalter – als sozial erwartbares und als tatsächlich erreichtes Lebensalter – und verschiedenen Modernisierungsprozessen veranschaulichen.

Abbildung 2:   Lebensalter im Modernisierungsprozess

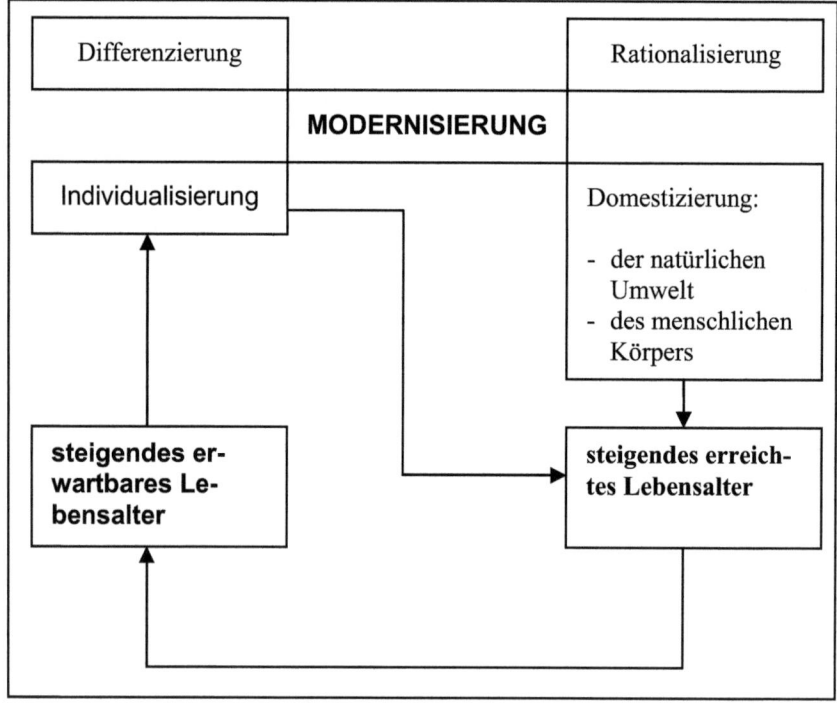

3 Reflexiv modernisierungstheoretische Grundlagen

Auf die Theorie reflexiver Modernisierung[21] wird zurückgegriffen, da sie ein geeignetes Instrumentarium zur Verfügung stellt, um die vermuteten Wechselbeziehungen unter Einbezug verschiedener Ebenen und aus einer historischen Perspektive theoretisch erfassen und erklären zu können.[22]

Einen für meine Argumentation wichtigen Ausgangspunkt der Theorie bildet ihre *Epochenunterteilung*. Beck und andere Vertreter der Theorie stellen einen Bruch zwischen Vormoderne und Moderne fest – wie viele andere auch –, diagnostizieren aber darüber hinaus einen weiteren „Bruch"[23] innerhalb der Moderne, was sie dazu veranlasst, von einer Ersten bzw. einfachen und einer Zweiten bzw. reflexiven Moderne zu sprechen (vgl. Beck, Bonß, Lau 2001: 17ff.). Sie gehen – abstrakt formuliert – davon aus, dass sich im Zuge der Modernisierung zentrale, typisch *moderne Prinzipien* herausgebildet haben, die zum Übergang von der Vormoderne zur Ersten oder einfachen Moderne führen (Modernisierung der Tradition, vgl. Beck 2009). Und gerade diese Prinzipien, so ihre weitere Argumentation, hätten sich etwa seit den 1960er Jahren[24] zunehmend radikalisiert und zur Herausbildung einer neuen, einer anderen bzw. Zweiten Moderne geführt (Modernisierung der Moderne, vgl. ebd.).

Was allerdings konkret unter diesen „Prinzipien" zu verstehen ist, wird unterschiedlich diskutiert. In ihren früheren Veröffentlichungen haben Beck und andere Vertreter der Theorie häufig von Basisprämissen oder Basisselbstverständlichkeiten gesprochen, die sie vergleichsweise weit fassten und wenig

---

21 Siehe hierzu z.B. Beck 1986, Beck, Bonß 2001, Bonß 1995, 1996, 1997, Böschen, Kratzer, May 2006.
22 Auch Backes bezieht die Theorie reflexiver Modernisierung auf den demographischen Wandel. Sie begreift die neu anstehende Vergesellschaftung des Alter(n)s als eine gesellschaftliche Anforderung, die im Zuge der reflexiven Modernisierung entsteht und gemeistert werden muss (vgl. Backes 1997: 203f.). Darüber hinaus beschreiben aktuell auch Jones, Leontowitsch und Higgs (2010) diese Theorie als am Erfolg versprechendsten, um den gegenwärtigen Wandel zu beschreiben. Sie betonen: „we feel that the description ,second modernity' provides the most useful means of framing the contingent and uneven nature of these figurations, especially as they relate to later life" (Jones, Leontowitsch, Higgs 2010: 104).
23 Ob es sich hierbei allerdings um eine eindeutige Zäsur handelt, ist bei den Theorievertretern aufgrund der Ungleichzeitigkeit verschiedenster Phänomene umstritten.
24 Hin und wieder wird die Grenze auch bei den 1970er Jahren gezogen.

präzise definierten (vgl. Beck 1986, 1996, Beck, Bonß 2001).[25] Zu diesen Prämissen oder Selbstverständlichkeiten zählten sie z.b. die „Vollbeschäftigungsgesellschaft", die „Nationalstaatsgesellschaft", die „Erwerbsgesellschaft", die „Individualisierung", die „Ausblendung und Ausbeutung der Natur" und die „Verwissenschaftlichung" (Beck, Bonß, Lau 2001: 20f.). Bonß (2001) hingegen bezeichnet Egalität, Globalität, Rationalität, Mobilität und Individualität als die zentralen „*Basisprinzipien*" der Moderne. Unter Basisprinzipien versteht er „*Basisregeln des Handelns innerhalb eines bestimmten sozialen und/oder Gesellschaftssystems, die ihrerseits auf paradigmatisch fokussierte bzw. modellhaft verdichtete Handlungserwartungen verweisen*" (Bonß 2001: 2, kursiv im Original). Seine Definition von (Basis-)Prinzipien wird später von anderen Vertretern der Theorie weitgehend übernommen. Die aufgeführten Prinzipien von Bonß werden allerdings durch weitere wie „Staatlichkeit", eine „programmatische Zukunftsoffenheit", „Erwerbsarbeit" etc. ergänzt (vgl. Böschen, Kratzer, May 2006: 200).

Die Herausbildung dieser modernen Prinzipien (Basisprinzipien/Basisprämissen) beim Übergang von der Vormoderne zur Moderne, so lautet die Argumentation, habe sowohl zu einem Wandel auf der Subjektebene – Stichwort: Wandel des Selbstbildes (bzw. der Identität/des Bewusstseins, vgl. Beck 1986: 207) – als auch zu einem Wandel auf der Institutionenebene geführt, was seinen Ausdruck in der Etablierung neuer, typisch moderner Institutionen finde. Als *Institutionen* – Bonß spricht auch von *Basis*institutionen – wird in Anlehnung an eine Definition von Endruweit und Trommsdorff der „Komplex von gesamtgesellschaftlich zentralen, dem planenden Eingriff (...) jedoch schwer zugänglichen und unspezifischen (...), trotzdem aber deutlich abhebbaren Handlungs- und Beziehungsmustern verstanden" (Endruweit, Trommsdorff 1995: 302). Sie sind gewissermaßen historisch konkrete Manifestationen bzw. institutionelle „Verkörperungen" der Basisprinzipien der modernen Gesellschaft (vgl. Böschen, Kratzer, May 2006: 202). Basisinstitutionen der Moderne sind nach Bonß (2001) beispielsweise der so genannte „Normallebenslauf" (vgl. auch Kohli, 1985), die „Normalbiographie" (vgl. auch Levy 1977) und das „Normalarbeitsverhältnis" (vgl. Hinrichs 1989). Diese modernen Institutionen haben sich nach Beck, Bonß und Lau in der ersten Phase des Modernisierungsprozesses herausgebildet und wirken „gleichsam als Schutzzonen gegen die Dynamik der Moderne", da sie vor dem Hintergrund des in der Moderne auf Dauer gestellten Wandels einen stabilen Orientierungs- und Handlungsrahmen bieten (Beck, Bonß, Lau 2001: 34).

---

25 So betonen die Autoren Beck, Bonß und Lau selbst (2001: 21): „die Prämissen der Ersten Moderne [sind] weder vollständig noch systematisch beschrieben, und eine genauere Ausarbeitung ist vonnöten".

Im Sinne der Theorie lässt sich allerdings seit den 1960er bzw. 1970er Jahren eine *Radikalisierung* der Prinzipien der Moderne ausmachen. Diese sei verbunden mit zahlreichen, kaum noch zu überschauenden *nicht-intendierten Nebenfolgen*, was wiederum dazu führe, dass sich die zentralen Institutionen der Moderne zunehmend auflösten. Mit anderen Worten, und etwas weiter gefasst: Es ist die Kumulation nicht-intendierter Nebenfolgen („Revolution der Nebenfolgen", ebd., 23) erfolgreicher und radikalisierter Modernisierung, „die im letzten Drittel des 20. Jahrhunderts die Basisinstitutionen der Ersten Moderne in tief greifende Funktions- und Legitimationskrisen stürzen und herausfordern" und dadurch den Weg in eine andere, in die so genannte Zweite Moderne eröffnen, so die These der Theorievertreter (Böschen, Kratzer, May 2006: 201). Die Nebenfolgen werden insofern als „Motoren" der Entwicklung hin zur Zweiten Moderne konzeptualisiert (vgl. Böschen, Kratzer, May 2006: 7). Sie scheinen, auch wenn oder gerade weil sie häufig nicht erkannt werden, zur treibenden Kraft für Veränderungen zu werden (vgl. Beck, Bonß, Lau 2001: 42).

Die Bedeutung von Nebenfolgen im Zuge der Modernisierung wird allerdings auch von anderen Modernisierungstheorien erkannt. Auch lineare Modernisierungskonzepte stellen die Moderne z.T. als einen „hochgradig riskanten Entwicklungspfad" dar, der „Fehlentwicklungen" systematisch mit produziert (Berger 1988: 224, vgl. auch Böschen, Kratzer, May 2006). Hierbei handelt es sich allerdings um nicht-intendierte „Nebenfolgen erster Ordnung"[26], die zwar problematisch sind, aber keinen Epochenbruch auslösen, so argumentieren die Vertreter der Theorie reflexiver Modernisierung. Denn diese Nebenfolgen könnten mit den existierenden modernen Problemlösungsstrategien (z.B. mehr Wissenschaft, mehr Technik etc.) bewältigt werden (vgl. Böschen, Kratzer, May 2006: 25). Der Theorie reflexiver Modernisierung hingegen geht es um Folgendes:

> „Es geht nicht um externe Nebenfolgen [*Nebenfolgen erster Ordnung*], sondern um *interne Nebenfolgen der Nebenfolgen* [*Nebenfolgen zweiter Ordnung*] industriegesellschaftlicher Modernisierung. Es geht, beispielhaft gesprochen, gar nicht um ‚Rinderwahnsinn' als solchem was er Tieren und Menschen antut, sondern darum, welche Akteure, Verantwortliche, Märkte etc. dadurch ‚elektrisiert', in Frage gestellt werden, möglicherweise zusammenbrechen, und welche Turbulenzen mit ihren schwer eingrenzbaren Kettenwirkungen dadurch in den Zentren der wirtschaftlichen und politischen Modernisierung unfreiwillig und ungewollt ausgelöst werden" (Beck 1996: 27, kursiv im Original).

---

26 Diese werden definiert als Resultate von Handlungen, die nicht in der Intention des Handelnden liegen.

Der Unterschied zu den Nebenfolgen erster Ordnung besteht darin, dass *Nebenfolgen zweiter Ordnung* erst durch die „Kumulation und permanente Reproduktion von Nebenfolgen erster Ordnung entfaltet" werden, auf die Basisinstitutionen der Moderne selbst zurückwirken und zur Infragestellung von Handlungsprinzipien und Entscheidungslogiken führen (Böschen, Kratzer, May 2006: 25). Die Erste und die Zweite Moderne unterscheiden sich im Sinne der Theorie nicht dadurch, dass in der einen Nebenfolgen beobachtbar sind und in der anderen nicht. Vielmehr zeigt sich in der Zweiten Moderne das Wirksamwerden von Nebenfolgen zweiter Ordnung, die in viel grundlegenderer Weise die bisherigen Rahmungen gesellschaftlicher Entwicklung in Frage stellen (vgl. Böschen, Kratzer, May 2006: 193).

Folge dieser Nebenfolgen zweiter Ordnung ist im Sinne der Theorie das Entstehen „neuer" Unsicherheiten[27], die systematisch von anderen Unsicherheitsformen abgegrenzt werden. Unsicherheiten selbst werden im Sinne der Theorie – hier vor allem von Bonß (1995, 1996) – als fehlende Gewissheiten konzeptualisiert. Sie setzen „ein Wissen darüber voraus, dass die Zukunft auch anders ausfallen kann" (Bonß 1995: 37).[28] Bonß differenziert in Anlehnung an Luhmann (1990) zwischen zwei Formen der Unsicherheit: den Gefahren und den Risiken. Dieser Differenzsetzung liegt ein Attributionsvorgang zugrunde (vgl. hierzu auch Luhmann 1990: 137). Im Falle der Selbstzurechnung der Unsicherheit, so die Überlegung, wird Unsicherheit in Form des Risikos wahrgenommen, im Falle der Fremdzurechnung als Gefahr (vgl. auch Kaufmann 2003: 47). *Gefahren* konzeptualisiert Bonß also als eine Form der Unsicherheit, die als eine „extern gesetzte, diffus und zugleich allgegenwärtige Bedrohung" wahrgenommen wird, die kaum mit eigenen Mitteln zu bekämpfen ist (Bonß 1995: 45). Etwaige zukünftig eintretende Schäden werden auf Ursachen außerhalb der eigenen Kontrolle zurückgeführt. In diesem Sinne existieren Gefahren unabhängig vom Handelnden. Sie erscheinen als nicht zurechenbar und nicht verantwortbar (vgl. Bonß 1998: 51). Diese Form der Unsicherheitsperzeption existiert nach Bonß vor allem in der Vormoderne.[29] *Risiken* hingegen implizieren nach

---

27   Beck, Bonß und Lau sprechen hier von einer wachsenden Diskrepanz zwischen Erfahrung und Erwartung, wodurch sich in fast allen Themen Hoffnung und Angst mischten. „Es nistet sich die Regel ein, dass die Kontinuitätserwartung der in die Zukunft fortwirkenden Vergangenheit keine Gewähr gegen die Andersartigkeit der Zukunft ist" (Beck, Bonß, Lau 2001, 2001: 29, kursiv im Original).
28   Bonß argumentiert hier in Anlehnung an Luhmann, der Unsicherheit als ein kontingenzbedingtes Phänomen begreift. Luhmann definiert Kontingenz dabei als „etwas, was weder notwendig ist noch unmöglich ist; was also so, wie es ist (war, sein wird), sein kann, aber auch anders möglich ist" (Luhmann 1984: 37).
29   Wenn beide Unsicherheitsperzeptionen hier auf historische Epochen bezogen werden, dann in dem Sinne, dass sie zu unterschiedlichen Zeiten verschieden große Bedeutung haben. Nicht gemeint ist eine strikte zeitliche Abfolge. Vielmehr gilt, dass grundsätzlich zu jeder Zeit ein

ihm eine eigene Beteiligung in Form einer Entscheidung, d.h. sie werden aktiv eingegangen und können daher auf erklärbare menschliche Aktivitäten zurückgeführt werden (vgl. Bonß 1997: 27). Risiken setzen also eine individuelle Entscheidung für Unsicherheit voraus.[30] Sie werden als kalkulierbar, zurechenbar und verantwortbar wahrgenommen (vgl. Bonß 1998: 53). Diese Form der Unsicherheitsperzeption verortet Bonß vor allem in der Moderne (vgl. Bonß 1995: 48, 1998: 49).[31]

In Abgrenzung dazu wird seit den 1970er Jahren – wie oben angedeutet – eine weitere, *neue* Form der Unsicherheit diagnostiziert, die sich – im Sinne der Theorie – in der reflexiven Moderne zunehmend durchsetzt. Beck (1986) spricht hier von „*neuen* Risiken", Bonß beschreibt sie als „*Gefahren zweiter Ordnung*" (vgl. Bonß 1998: 54). Gekennzeichnet sind sie dadurch, dass bei ihnen zentrale Risikokriterien wie Handlungs- und Entscheidungsbezogenheit, Kalkulierbarkeit, Zurechenbarkeit und Verantwortbarkeit außer Kraft gesetzt werden bzw. ihren Sinn verlieren. Für diese Form der Unsicherheiten gilt, dass sie sich quasi hinter dem Rücken der Akteure als Nebenfolgen menschlichen (Risiko-)Handelns schleichend und lange unerkannt durchgesetzt haben und meist erst viel später, sozial und/oder sachlich verschoben, als Folgewirkungen erkennbar werden (vgl. Bonß 1996: 178, Beck, Bonß, Lau 2001: 32). Diese Gefahren zweiter Ordnung sind nach Bonß „transformierte Risiken, die in dem Maße sichtbar werden, wie die Ergebnisse eines Risikosystems nicht nur die Grenzen dieses Systems außer Kraft setzen, sondern zu einer neuen Ausgangslage führen, die ihrerseits nicht mehr einfach als Risikolage beschreibbar ist" (Bonß 1998: 54). Es kommt zu einer Entkopplung von Risikoentscheidungen und Risikobetroffenheit, so dass diese Unsicherheiten eher den Charakter von Gefahren annehmen. Da sie aber Ergebnis menschlichen (Risiko-)Handelns und nicht auf externe Bedingungen zurückzuführen sind und weil die eingeübten Strategien der Risikobewältigung hier nicht mehr zureichend greifen, bezeichnet Bonß sie als Gefahren zweiter Ordnung.

Die *institutionelle Funktionskrise*, die Gefahren zweiter Ordnung hervorbringt, so die weitere Argumentation, wird begleitet von einer *Legitimationskri-*

---

und dasselbe Ereignis, je nach individueller Zurechnung, einmal als Risiko, ein anderes Mal als Gefahr erscheinen kann (vgl. hierzu auch Luhmann 1990: 137).
30 Nach Luhmann wird immer dann von Risiko gesprochen, „wenn ein möglicher Schaden um des möglichen Vorteils willen in Kauf genommen wird" (Luhmann 1990: 135).
31 Die Unterscheidung dieser zwei Formen der Wahrnehmung von Unsicherheit (Kontingenz) konzeptualisiert Makropoulos (1990) in ganz ähnlicher Weise. Er geht davon aus, dass sich Kontingenz zum einen auf das Zufällige beziehen kann, das sich jeglicher Planung entzieht (vgl. ebd., 407). Diese Bedeutung führt er auf die aristotelische Kategorie des Zufalls zurück. Dieser Perspektive stellt er die Form des „Verfügbar-Kontingenten" gegenüber, die sowohl Bedingung als auch Ergebnis des menschlichen Handelns sei.

se, da deutlich wird, dass „die Politisierung von Nebenfolgen (...), relativ unabhängig vom jeweiligen Gefahrengehalt, durch die gegenläufigen Interessen von Entscheidern, Betroffenen und Nutznießern vorangetrieben" wird (Beck, Bonß, Lau 2001: 33).

Vor dem Hintergrund folgender Diagnose in der Zweiten Moderne: Dem allmählichen Sichtbarwerden vielfältiger nicht-intendierter Nebenfolgen zweiter Ordnung, die zunehmend moderne Institutionen in Frage stellen, Gefahren zweiter Ordnung nach sich ziehen und durch eine Radikalisierung der Prinzipien der Moderne entstehen, sprechen die Vertreter der Theorie von einem „Strukturbruch" innerhalb der Moderne, der nicht durch exogene Faktoren zu erklären ist, sondern als Folge der Modernisierung selbst verstanden werden muss (vgl. ebd., 32). Dieser Prozess wird als reflexive Modernisierung beschrieben und von Beck (1994: 23, kursiv im Original) folgendermaßen definiert:

> „eine Veränderung *der* Industriegesellschaft, die sich im Zuge *normaler*, verselbständigter Modernisierungen ungeplant und schleichend vollzieht, und die bei konstanter, intakter politischer und wirtschaftlicher Ordnung auf dreierlei abzielt: eine *Radikalisierung* der Moderne, die die Prämissen[32] und Konturen der Industriegesellschaft *auflöst* und Wege in eine *andere* Moderne – oder Gegenmoderne – öffnet" (vgl. auch Beck, Bonß, Lau 2001: 13).

Es sind insofern gerade die „Erfolge" der Moderne, die diese zunehmend selbst in Frage stellen.

Durch das „Auflösen" moderner Institutionen – Beck und andere Vertreter der Theorie nennen es auch das „Verschwimmen" klarer institutioneller Verantwortlichkeiten und Grenzen oder das Akzeptieren des „Sowohl-als-auch" anstatt des „Entweder-oder" – werden herkömmliche institutionelle Entscheidungsgrundlagen und Handlungsroutinen massiv in Frage gestellt (vgl. ebd., 32). Problemlagen entstehen durch die Zunahme an Uneindeutigkeiten und neuen Unübersichtlichkeiten. Da aber die institutionelle Handlungsfähigkeit in reflexiv modernen Gesellschaften weiterhin unverzichtbar ist, werden – im Sinne des „*Realismus* reflexiver Modernisierung" (ebd., 37, kursiv im Original) – zunehmend Ad-hoc-Institutionen der Entscheidungsfindung geschaffen, die nur für eine gewisse Zeit ihre Geltung erhalten (vgl. ebd., 42). „Diese erzeugen gerade keine *generellen* universalisierbaren Lösungen, sondern eben Ad-hoc-Lösungen und Ad-hoc-Dispute und –Probleme" (ebd., kursiv im Original).[33]

---

32 An dieser Stelle verwendet Beck den Begriff der Prämisse in einem anderen Sinn als oben beschrieben. Aus den weiterführenden Ausführungen des zitierten Textes kann geschlossen werden, dass er Prämissen hier eher im Sinne basaler Institutionen versteht. Dies verweist einmal mehr auf eine geringe Präzisierung der Begrifflichkeiten.

33 Und erst wenn diese neuen Strategien, Konfigurationen und Grenzziehungen nicht mehr als eine Abweichung von der Normalität oder als Störung eingeschliffener Muster wahrgenommen

Daher kann die reflexiv moderne Gesellschaft auch als eine Gesellschaft der „Selbst-Experimentation" begriffen werden, so die Vertreter der Theorie (vgl. Krohn 1997, Böschen, Kratzer, May 2006: 29). Und den Experimenten zugrunde liegende Debatten werden insbesondere durch *Nichtwissen* und nicht mehr durch Wissen bestimmt.

Für die Individuen bedeutet das Versagen moderner Institutionen im Sinne der Theorie eine zunehmende Unsicherheit auf individueller Ebene, da mit dem Verlust institutioneller Grenzen auch wichtige Orientierungs- und Deutungsrahmen für individuelles Handeln verloren gehen. Das Verschwimmen institutioneller Grenzen geht einher mit dem „Verschwimmen der Subjektgrenzen", in dem Sinne, dass nicht mehr klar wird, was als Grenze individueller Verantwortung zu begreifen ist (vgl. Beck, Bonß, Lau 2001: 44). Nach Beck, Bonß und Lau kommt es zu einer

> „Pluralisierung der Ab- und Eingrenzungspraktiken und dementsprechend, je nach Kontext, zu unterschiedlichen Abgrenzungen. Die Frage: was gehört zu mir? kann nicht länger kollektiv nach den vorgegebenen sozialen Mustern, sondern muss individuell beantwortet werden" (ebd., 43).

Dadurch entstehen Konflikte in der Zuschreibung von Verantwortung, für deren Lösung „Verfahren, Regeln und sichere Wissensgrundlagen weitgehend fehlen" (vgl. ebd., 44). Dies hat zur Folge, dass sich das Individuum nicht mehr als „Herrscher über seine Umwelt innerhalb vorgegebener Grenzen" wahrnehmen kann, sondern immer mehr zum „*fiktiven* Entscheider, Autor seiner selbst und seiner Biographie" wird (ebd., kursiv nicht im Original). In dieser Situation kann sowohl ein Zuviel an Entscheidungen (Entscheidungsüberlastung, Kontrollillusion) als auch ein Zuwenig (Apathie) zu „Pathologien führen, die sich durch kumulative Erfahrungen u.U. verstärken" (ebd., 47).

Zentrales Kennzeichen der Zweiten Moderne sowohl auf individueller als auch auf institutioneller Ebene ist insofern die *steigende Unsicherheit*.

Die folgende Abbildung soll die konzeptuelle Basis und die Argumentationslinie der Theorie vereinfacht illustrieren.

---

werden, erst dann sprechen die Theoretiker von der endgültigen Durchsetzung der reflexiven Moderne.

Abbildung 3: **Theorie reflexiver Modernisierung: Konzepte und Thesen**

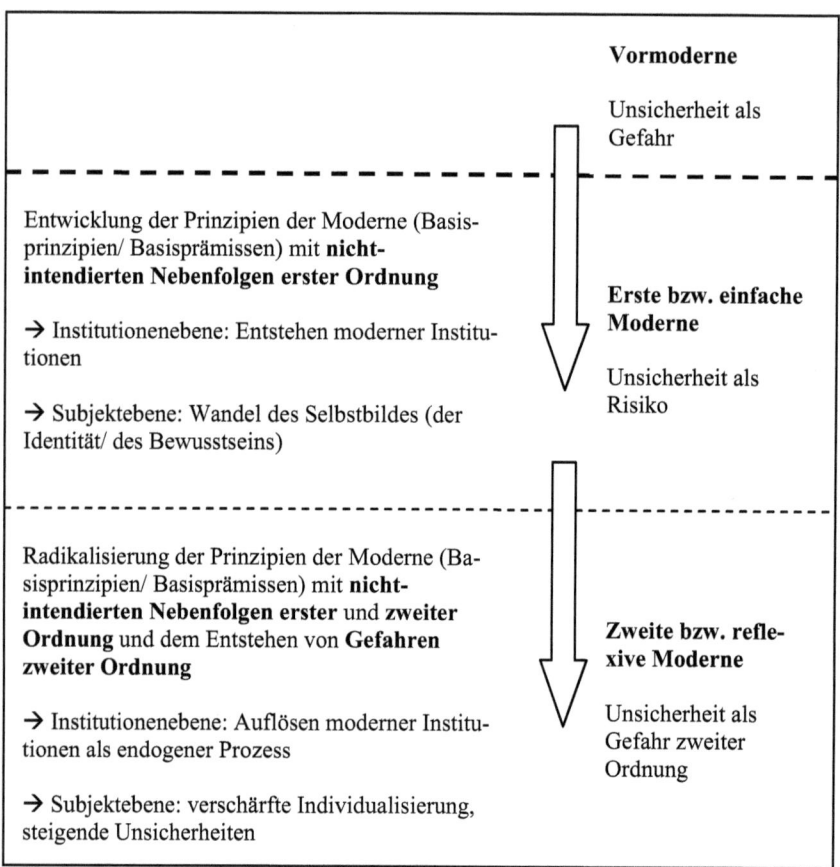

Diese präsentierten theoretischen Konzepte werden in Kapitel 5 dazu verwendet, das steigende Lebensalter als eine wichtige *Voraussetzung* für Modernisierungsprozesse zu beschreiben, die sich auf der Institutionen- und Subjektebene widerspiegeln.

Die Unterscheidung nach der Institutionen- und der Subjektebene erfolgt in Anlehnung an Beck (1986: 207). Als *Institutionen* werden „geltungsstarke soziale Einrichtungen [verstanden], die auf Dauer bestimmen, was getan werden muss" (Endruweit, Trommsdorff 2002: 246). Es werden die Institutionen betrachtet, die in Wechselbeziehung mit dem Alter und dem Alter*n* (als Prozess des Lebensverlaufs) stehen. Schwerpunkte bei der Betrachtung der *Subjektebene* sind das Selbstverständnis der Individuen – ihr Selbstbild – und ihre auf den Prozess des Alterns bezogenen Deutungen wie ihren Überzeugungen bzgl. ihres Lebensverlaufs (biografische Konstruktionen bzw. Lebensperspektiven).

In neueren Veröffentlichungen zur Theorie wird z.T. eine weitere Ebene berücksichtigt, die des gesellschaftlichen *Diskurses* (vgl. Böschen, Kratzer, May 2006). Hier liegt der Fokus nicht auf den „objektiven" nicht-intendierten Nebenfolgen, sondern auf der Frage nach der Deutung ebendieser Nebenfolgen in gesellschaftlichen Diskursen. Diese Ebene wird in dieser Untersuchung dann mit in die Überlegungen einfließen, wenn ein enger Zusammenhang zu den aufgeführten Veränderungen auf der Subjekt- und Institutionenebene besteht.

4   Lebensalter aus der Perspektive der historischen Demografie

Bevor das steigende Lebensalter mit seinen Wirkungen auf der Subjekt- und der institutionellen Ebene diskutiert wird, werden zunächst die wichtigsten demografischen Umwälzungen von ca. 1650 bis zur Gegenwart dargestellt. Da in der existierenden Literatur der historischen Demografie fast durchweg die Lebenserwartung und die Mortalität als Unterscheidungskriterien verwendet werden, dienen sie auch hier der Beschreibung. Mortalität – bzw. Sterblichkeit oder auch Sterbe- oder Todesrate – bezeichnet dabei die Anzahl der Todesfälle bezogen auf die Gesamtbevölkerung oder eine andere Population in einem bestimmten Zeitraum.

Die Ausführungen schließen die Betrachtung gesellschaftlicher Wandlungsprozesse mit ein, die als Ursachen für die steigende Lebensspanne diskutiert werden. Aus der Perspektive der Modernisierungstheorie können sie als *Domestizierungsprozesse* begriffen werden, als Strategien, eine sehr begrenzte und wenig einschätzbare Lebensspanne im historischen Verlauf zu verlängern und gleichzeitig sicherer zu machen.

Anhand demografischer Untersuchungen kann ein fundamentaler Wandel bei dem tatsächlich erreichten Lebensalter der Menschen in Europa während der letzten vierhundert Jahre belegt werden.[34] Alle Diagnosen stimmen darin überein, dass die durchschnittliche Lebensspanne im Zuge gesellschaftlicher Entwicklung stetig ansteigt. Dieser Prozess vollzieht sich in Europa vor allem zwischen den Jahren 1750 und 1950 (vgl. Schimany 2003: 120). Er kann in Anlehnung an Ehmer (2004) als ein „*langer* Trend" der Bevölkerungsentwicklung bezeichnet werden. Damit ist die „menschliche biologische Existenz von einer sehr unsicheren Angelegenheit zu einer für unsere Vorfahren unvorstellbar viel sichereren geworden", beschreibt Imhof (1988: 5) diesen Prozess und deutet damit an, dass mit der durchschnittlich längeren Lebenszeit vor allem das Gefühl verbunden ist, seine Lebensspanne sicherer einschätzen zu können.

Auch wenn die Datenlage nicht einwandfrei ist[35] und zudem sehr starke regionale Schwankungen zu verzeichnen sind, so entwickeln Schimany und ande-

---
34 Vgl. hierzu Imhof 1988, Schimany 2003, Laslett 1995, Höpflinger 1997.
35 Zur kritischen Analyse des Datenmaterials siehe z.B. Spree 1992: 24ff.

re Autoren – in Anlehnung an Omran (1971) – dennoch ein grobes Schema, das diesen Wandel in Europa grob in (mindestens) drei Phasen einteilt.[36] Die Aussagekraft von demografischen Durchschnittsbeschreibungen und Durchschnittswerten darf allerdings nicht überschätzt werden. Hinter diesen Angaben verstecken sich große Unterschiede je nach Alter, Geschlecht, Region und sozialer Stellung. Die Überlebenschancen der oberen sozialen Schichten beispielsweise sind immer deutlich höher als jene der unteren.[37]

1. Die erste Phase[38] von ca. 1650 bis Mitte des 18. Jahrhunderts zeichnet sich durch eine hohe und stark fluktuierende Mortalität aus. Hungersnöte, Kriege und Seuchen (Pocken, Pest, Masern etc.) sind die Gründe für eine außerordentlich hohe Todesrate von 20 bis 50% (vgl. Schimany 2003: 121). Infolge dieser so genannten „Krisenmortalität" wird die Lebenserwartung auf rund 35 bis maximal 40 Jahre geschätzt (vgl. Pfister 1994: 43). Ein Viertel der Geborenen stirbt schon in den ersten zwölf Lebensmonaten (vgl. Rosenmayr 1969: 318), nur knapp die Hälfte eines Geburtsjahrgangs erreicht das Erwachsenenalter, weniger als ein Drittel bringt dieses Alter hinter sich, und nur etwa ein Fünftel wird „alt" (vgl. Imhof 1982: 83). In verschiedenen Regionen kommt es sogar zu einem durchschnittlichen Rückgang der Lebenserwartung gegenüber dem Zeitraum von 1550 bis 1650. Imhof führt dies darauf zurück, dass sich die Seuchen erst dann richtig entwickeln konnten, als „genügend viele Menschen [durch Urbanisierungsprozesse] genügend eng beieinander wohnten" (Imhof 1988: 3, vgl. auch Schimany 2003: 111). Die durchschnittliche Lebensspanne ist daher eher kurz und – vor allem – in keiner Weise vorhersehbar.

2. Danach kommt es zu einem langsamen Übergang von hoher zu niedriger Mortalität. Schimany (2003: 121) unterteilt diese Übergangsphase in zwei Abschnitte von 1750 bis 1850 und von 1850 bis 1950. Während des *ersten Zeitabschnitts* bleiben die großen Seuchen (Pest, Pocken etc.) früherer Perioden zunehmend aus oder haben nur noch regionale Bedeutung. Zudem verlieren epidemiologische Krankheiten wie Keuchhusten, Masern und Scharlach ihren altersunspezifischen Charakter und werden zu „Kinderkrankheiten" (vgl. Spree 1992: 15f.). Hungersnöte gibt es zwar weiterhin, aber durch eine erhöhte und verbesserte Vorratshaltung können die Folgen von Missernten eingeschränkt

---

36 Vgl. Schimany 2003: 121f., Imhof 1981: 198ff., Bähr 1992: 198f., Omran 1971. Das Konzept hat primär deskriptiven Charakter und stellt empirische Generalisierungen dar (vgl. hierzu Spree 1992: 15). Ehmer (2004) gliedert die Zunahme der Lebenszeit zwar in vier Phasen und verwendet dabei etwas andere Zeiteinteilungen, stimmt aber inhaltlich mit den anderen Autoren überein. Die oben vorgestellte Phaseneinteilung stimmt im weitesten Sinne mit der zeitlichen Verortung der Epochen überein, die der Theorie reflexiver Modernisierung zugrunde liegen.
37 Vgl. Ehmer 1990: 197, Höpflinger 1997, Schimany, 2003: 111.
38 Diese Phase stimmt in etwa mit dem Zeitraum des ersten demografischen Übergangs überein.

werden (vgl. Schimany 2003: 122). Insgesamt zeigt sich eine Trendwende in der Hinsicht, dass die starke Fluktuation der Mortalität allmählich abnimmt, auch wenn die Sterblichkeitsrate weiterhin auf einem hohen Niveau verharrt. Von den Veränderungen im Sterblichkeitsgeschehen profitieren in Deutschland vor allem Erwachsene: D.h. sie werden im Durchschnitt älter, während sich bei Jugendlichen und älteren Kindern kaum, bei Kleinkindern und Säuglingen gar keine Veränderungen zeigen (vgl. Spree 1992: 19). Die mittlere Sterberate schwankt zwischen 20 und 25%.

Ab etwa 1850 *(zweiter Zeitabschnitt)* setzt eine stetige und dauerhafte Verringerung der Sterblichkeit ein. Die Todesraten verringern sich auf rund 10% (vgl. Schimany 2003: 122). Auch die Schwankungen gehen von Jahr zu Jahr noch weiter zurück. Gleichzeitig steigt die Lebenserwartung auf knapp 70 Jahre an (vgl. ebd.).[39] Diese Veränderung beruht nun überwiegend auf einer Sterblichkeitssenkung der unteren Altersklassen, der Kinder und der jungen Erwachsenen (vgl. Spree 1992: 30). Das bedeutet: Die Überlebenschancen der Jüngeren sind stark angestiegen, so dass auch für sie eine immer sichere längere Lebenszeit wahrscheinlich ist.

3. Die dritte Zeitphase nach 1950 bis heute zeichnet sich durch eine gleichbleibend niedrige Mortalität bei gleichzeitig geringfügigen Fortschritten in der ökologischen Lebenserwartung aus (vgl. Schimany 2003: 123).[40] Das heißt, die Menschen werden im Durchschnitt immer älter. Die mittlere Lebenserwartung steigt von 1950 bis 2006 von 70 auf ca. 78 Jahre, was insgesamt zwar eine Verlangsamung der Zuwachsrate signalisiert, aber dennoch auf eine kontinuierlich steigende Lebenserwartung verweist (vgl. Eisenmenger 2006).[41] Es zeigt sich eine steigende Lebenserwartung in allen Altersgruppen und für beide Geschlechter. Aber insbesondere die fernere Lebenserwartung älterer und alter Menschen hat gegenüber den früheren Jahrzehnten deutlich zugenommen. Der Zuwachs der Lebenserwartung im Alter von 80 Jahren scheint mit etwa einem Jahr seit 1980 zwar absolut betrachtet eher gering, macht aber relativ betrachtet einen Anstieg von ca. 15% aus (vgl. Schimany 2003: 147).

In den Modellrechnungen zu Deutschland wird davon ausgegangen, dass sich die Lebenserwartung jährlich weiterhin stetig erhöhen wird (vgl. Statistisches Bundesamt 2003: 6, Höpflinger 2005: 24f.). Die Lebenserwartung der Männer wird unter diesen Bedingungen im Jahre 2050 bei etwa 78,1 und die der

---

39 Dieser allgemeine Trend wird allerdings bei den Männern durch die Weltkriege drastisch unterbrochen.
40 Diese Phase fällt weitgehend mit dem so genannten zweiten demographischen Übergang zusammen.
41 Dass dieser Trend allerdings nicht unumkehrbar ist, zeigt sich in einigen Ländern in Osteuropa. Als Folge von Umweltproblemen und Wohlfahrtseinbußen ist dort die Lebenserwartung (vor allem von Männern) wieder gesunken (vgl. Schimany 2003: 124, Höpflinger, 1997: 154).

Frauen bei 84,5 Jahren liegen (vgl. Schimany 2003: 148).[42] Begründet wird diese weitere Steigerung mit dem Zusammenwirken von medizinischem Fortschritt, verbesserter Gesundheitsversorgung und bewussterem Gesundheitsverhalten. Eine aktuelle Studie über die Lebenserwartung der Deutschen kann diese These stützen (vgl. Rostocker Zentrum zur Erforschung des Demografischen Wandels 2008).

Betrachtet man den oben beschriebenen Zeitraum zusammenfassend, dann zeigt sich, dass sich die ökologische Lebenserwartung von durchschnittlich ca. 30 auf etwa 76 bis 81 Jahre (im Jahre 2006) vervielfacht hat (vgl. Eisenmenger 2006). Auch wenn es angesichts von Umweltverschmutzung, Nahrungsmittelskandalen und Zivilisationskrankheiten nicht so scheint, lässt sich dennoch statistisch belegen, dass das tatsächlich erreichte Lebensalter im Durchschnitt im Verlauf der letzten Jahrhunderte enorm zugenommen hat (vgl. Schimany 2003: 119, Imhof 1988: 7). Nach Imhof (1988: 94) bekommen wir in der Gegenwart mit unserer Geburtsurkunde *„praktisch ein weiteres Zertifikat für eine Standard-Lebensdauer"* (vgl. auch Spree 1992: 7).

Dieser Wandel in der Lebensdauer hängt aufs Engste mit tief greifenden Veränderungen im „Todesursachen-Spektrum" zusammen (Imhof 1988: 25, Schimany 2003: 125). Schimany beschreibt ihn als einen *Wandel von „exogenen zu primär endogenen Todesursachen"*, als einen Übergang von Infektions- zu Zivilisationskrankheiten (Schimany 2003: 125). Imhof spricht auch von einer „epidemiologischen Transition", Spree vom „epidemiologischen Übergang" (Imhof 1988: 31, Spree 1992: 14). Das Konzept des epidemiologischen Übergangs konkretisiert dabei das bekanntere, übergreifende Konzept des demografischen Übergangs.

Auch wenn Vergleiche zwischen den Todesursachen-Statistiken unterschiedlicher Zeiträume problematisch sind, da sich die jeweiligen historischen Klassifikationen zum Teil stark von den heutigen unterscheiden,[43] so entwickelt Imhof dennoch am Beispiel einiger Staaten und Städte ein grobes Ablaufschema der Veränderungen, das hier exemplarisch vorgestellt wird (vgl. Imhof 1988: 31):

Bis Mitte des 18. Jahrhunderts werden die Menschen, unabhängig vom Alter, vor allem durch Hungersnöte, Seuchen (Infektionskrankheiten) und Kriege, insofern durch *exogene Faktoren*, aus dem Leben gerissen. Auch wenn die Mor-

---

42 Die relative Langlebigkeit der Frauen – sie werden im Durchschnitt ca. sechs Jahre älter als Männer – ist ein spezifisches Merkmal aller modernen Gegenwartsgesellschaften (vgl. Dinkel 1994: 74). Die Gründe hierfür sind vielfältig. Höpflinger (1997: 172) beispielsweise verweist vor allem darauf, dass sich Frauen weniger risikoreich verhalten, Krankheiten eher behandeln (lassen) und gesundheitsbewusster leben.

43 Beispielsweise wird 1749 in Schweden zwischen 35 Todesursachen unterschieden, während heute nach ca. 750 Todesursachen differenziert wird (vgl. Schimany 2003: 126).

talität von 1750 bis 1850 sehr langsam abnimmt, so gibt es bei den Todesursachen dennoch kaum Veränderungen. In der Phase von 1850 bis 1950 zeigt sich ein bedeutendes Sinken der Säuglingssterblichkeit.[44] Die um 1800 eingeführte Schutzimpfung gegen Pocken bringt die bis dahin zentrale todbringende Infektionskrankheit von Säuglingen zum Verschwinden (Imhof 1988: 27). Nun setzen sich allerdings vor allem Magen-Darm-Krankheiten und Atemwegserkrankungen an ihre Stelle (vgl. Schimany 2003: 128). Bis Mitte des 19. Jahrhunderts sterben neben den Säuglingen aber auch Kinder und Erwachsene noch überwiegend an Infektionskrankheiten.

Dies ändert sich in Deutschland seit etwa 1875 zunehmend. Degenerative und gesellschaftlich bedingte *„Zivilisationskrankheiten"* – wie Herz- und Kreislauferkrankungen und Neubildungen (Krebs) – werden nun in zunehmendem Maße zur Todesursache. Diese Entwicklung beschleunigt sich seitdem, besonders seit 1950 (vgl. Spree 1992: 35). Die heute vorherrschenden Krankheiten sind stark durch die jeweilige Lebensführung bestimmt. Daher wird die letzte Phase des epidemiologischen Übergangs auch als das „Zeitalter der gesellschaftlich bedingten Krankheiten" bezeichnet. In dieser Phase ist eine weitere Abnahme der Säuglingssterblichkeit kaum noch möglich. Rückgänge in der Sterblichkeit sind im Wesentlichen auf die sinkende Alterssterblichkeit zurückzuführen. Die epidemiologische Transition ist Ursache des Wandels des Sterbealters, da Infektionskrankheiten vor allem Säuglinge und Kinder bedrohen, während Krebs und Herz-Kreislauf-Erkrankungen Menschen in höherem Alter betreffen (vgl. Ehmer 2004: 41).

Eine aktuelle Studie verweist darüber hinaus darauf, dass heute auch die Zivilisationskrankheiten im Abnehmen begriffen sind (vgl. Rostocker Zentrum zur Erforschung des Demografischen Wandels 2008, vgl. auch Ehmer 1990: 204). Sie kann belegen, dass in Deutschland immer weniger Menschen an den typischen Zivilisationskrankheiten Krebs, Schlaganfall und Herzinfarkt sterben und dadurch ihre Lebenszeit erhöht wird.[45]

---

44 Für Schweden beispielsweise lässt sich belegen, dass die Säuglingssterblichkeit in der zweiten Hälfte des 18. Jahrhunderts noch durchschnittlich 20% beträgt (vgl. Schimany 2003: 126). Die Lebenserwartung bei der Geburt liegt bei etwa 35 Jahren. Erst gegen Mitte des 19. Jahrhunderts lässt sich eine Senkung der Säuglingssterblichkeit beobachten, während gleichzeitig die Lebenserwartung ansteigt (vgl. Imhof 1996: 41).

45 Die Abnahme von Zivilisationskrankheiten in der Zukunft in Europa prognostiziert auch Imhof (1988: 44). Seine These gründet auf Untersuchungen, die er in Ländern durchgeführt hat, die in stärkerem Maße altern als Deutschland. In diesen Studien kann er eine Abnahme der Zivilisationskrankheiten belegen. Diese Tendenz hat nach Imhof folgende Konsequenz: „Immer mehr Menschen kämen ohne schwerwiegende Vitalitätseinbußen der Grenze ihrer biologischen Lebenshülse nahe und stürben ohne lange schwere Krankheit, ein kurzes ‚Erlöschen'" (ebd.). Nach diesem Szenario besteht also für jeden eine wachsende Wahrscheinlichkeit, ein sehr hohes Alter, in der Regel verbunden mit einer relativ guten Gesundheit, zu erreichen (vgl.

Als *Gründe* für die gestiegene Lebensspanne in den letzten Jahrhunderten werden international verschiedenste Faktoren diskutiert. Der gegenwärtige Forschungsstand ist allerdings unbefriedigend, da die Entwicklung aufgrund ihrer Komplexität theoretisch schwer zu erklären ist und daher häufig vernachlässigt wird (vgl. Schimany 2003: 130). Nach Spree (1992: 46) werden vor allem fünf Determinanten diskutiert: 1. die Fortschritte in der medizinischen Versorgung, 2. die Verringerung der Virulenz bestimmter Krankheitserreger, 3. der Erwerb von Immunität durch die Menschen aufgrund genetischer Veränderungen oder aufgrund von Immunisierungsmaßnahmen, 4. die Verbesserung der privaten und öffentlichen Hygiene und 5. Ernährungsverbesserungen.

Die Rolle der *Medizin* wird für die ersten Phasen des Sterblichkeitsrückgangs nicht sehr hoch eingeschätzt (vgl. Ehmer 2004: 38). Denn den meisten Infektionskrankheiten stand die Medizin eher hilflos gegenüber. McKeown (1976) kommt zu dem Schluss, dass die medizinische Versorgung erst seit der Einführung von Antibiotika und Sulfonamiden (seit den späten 1930er Jahren) einen statistisch ins Gewicht fallenden Einfluss auf den Sterblichkeitsrückgang hat (vgl. auch Schimany 2003: 133, Ehmer 2004: 39).[46] Die These, dass *Veränderungen der Erreger* den großen Wandel bewirkt hätten, hält er zudem für willkürlich und empirisch nicht gesichert. Und die *Immunisierung* durch Impfung sei nur im Fall der Pocken seit dem frühen 19. Jahrhundert auf breiter Basis erfolgreich (vgl. McKeown, zitiert nach Spree 1992: 47). Den am frühesten spürbaren Einfluss auf den Sterblichkeitsrückgang sieht er, wie viele andere Historiker auch, in den *Verbesserungen des Ernährungszustands* durch eine gewachsene Agrarproduktivität und verbesserte Transportbedingungen (vgl. ebd. oder auch Ehmer 2004: 39). Szreter (1988) hingegen weist auf die Schlüsselrolle der *öffentlichen Hygienemaßnahmen* bei der Bekämpfung von Seuchen hin, die während des 2. Drittels des 19. Jahrhunderts die Städte heimsuchten. In Deutschland – nach 1871 – haben auch nach Brown (1990) öffentliche Hygieneaufklärung und -maßnahmen den größten Erfolg. Seine Untersuchungen sprechen dafür, dass die Städte-Assanierung (verbesserte Wasserversorgung, Abwasserbeseitigung, Straßenreinigung, Müllbeseitigung, Kontrolle von Lebensmitteln auf städtischen Märkten etc.) einen großen Beitrag am Sterblichkeits-

---

Imhof 1996: V). Demgegenüber gibt es aber auch ein Negativszenario: Die pessimistische Erwartung besteht darin, die gesteigerte Lebenserwartung als ein gesteigertes Risiko für Krankheitsanfälligkeit zu verstehen (vgl. Ehmer 1990: 204). Keine der Thesen ist gegenwärtig aufgrund der geringen historischen Reichweite des Phänomens empirisch eindeutig zu belegen.

46 In der deutschen Forschung überwiegt allerdings die Meinung, dass insbesondere dem Einfluss der „präventiven" Medizin ein höheres Gewicht zuzumessen ist (vgl. Ehmer 2004: 88, Vögele 2001). Denn Ärzte hätten einen großen Einfluss auf das Gesundheits- und Hygieneverhalten der Bevölkerung.

rückgang hat (vgl. auch Ehmer 2004: 39).[47] Aber auch *private Hygienemaßnahmen* und ein neues *Gesundheitsbewusstsein*, die sich gegen Ende des 19. Jahrhunderts durch die gezielte Aufklärung der Bevölkerung durchsetzen, scheinen nach Ehmer gerade in den Städten besonderen Erfolg zu haben (vgl. Ehmer 2004: 40). Nach Schimany (2003: 133) allerdings zeigt sich beispielsweise für den Zeitraum vom Ende des 18. bis Anfang des 19. Jahrhunderts, dass die Zahl der Todesfälle durch Infektionskrankheiten stark zurückgeht, wobei dies aber ebenso unvermittelt wie unabhängig von medizinischen Fortschritten und Gesundheitsmaßnahmen, als auch ohne klar erkennbare Zusammenhänge mit spezifischen Umweltbedingungen geschieht.

Er betont, dass es sich beim Wandel der Sterblichkeit um einen höchst verwickelten Ursachenkomplex handelt, der in jeder Phase der gesellschaftlichen Entwicklung zu einem neuen „Erklärungsbündel" führt, „weil Niveau und Differenzierung der Sterblichkeit in jedem Abschnitt des sozialen Wandels durch das jeweilige Zusammenspiel der natürlichen und gesellschaftlichen Faktoren bestimmt sind" (Schimany 2003: 136, vgl. auch Ehmer 2004: 40). Schimany beschreibt – in Anlehnung an Imhof (1996: 72) – eine Vielzahl möglicher Einflussfaktoren wie Ernährung, Medizin, Geburtenkontrolle, Gesundheitswesen, öffentliche Hygiene, Informationen, Infrastruktur, Schulwesen, öffentliche Sicherheit, soziale Sicherheit, Wohnen, private Hygiene, familiäre Beziehungen, Bildung, Arbeit, Freizeit, Lebensstil, soziale Beziehungen, Wissen und Umwelt (vgl. Schimany 2003: 137). Er zieht es aufgrund der Komplexität der Entwicklung vor, von einer Ursachenverkettung zu sprechen und sich der analytischen Unschärfe dabei bewusst zu sein (vgl. ebd., 138, vgl. auch Ehmer 2004: 40). Seine Annahme einer „Zirkularkausation", die in der folgenden Abbildung veranschaulicht wird, soll zum Ausdruck bringen, dass eine Vielzahl von Determinanten im Zeitverlauf ineinander greifend in die gleiche Richtung wirken und damit gemeinsam zur Erhöhung des Lebensalters beitragen.

---

47 Am Beispiel der Cholera ist dies gut dokumentiert. In Städten, in denen früh mit dem Ausbau der öffentlichen Hygiene begonnen wurde, verlor die Cholera schnell ihren Schrecken. In Städten, wo nur unzureichende Maßnahmen ergriffen wurden, wütete die Cholera weiter (vgl. Ehmer 2004: 40).

Abbildung 4: Sterblichkeitsentwicklung als Folge einer Ursachenverkettung[48]

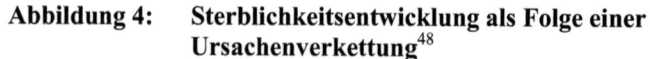

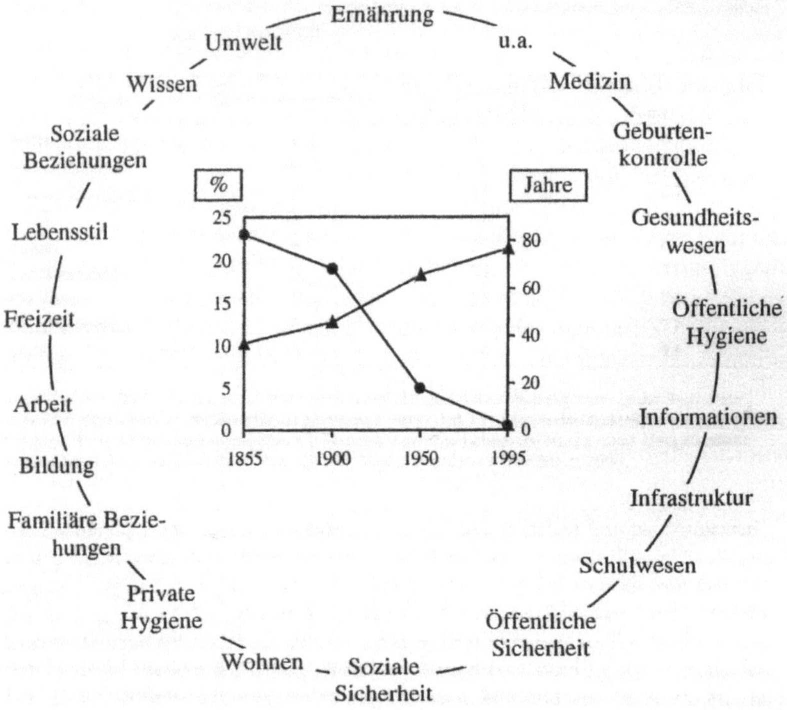

Anmerkungen:
o = Rückgang der durchschnittlichen Säuglingssterblichkeit
x = Zunahme der durchschnittlichen Lebenserwartung bei Geburt
jeweils gerundete Werte. *Quelle:* Imhof (1996:72).

Auch wenn insofern nicht differenziert geklärt werden kann, welche Faktoren jeweils die maßgeblichen Auslöser für eine verlängerte Lebensspanne zu verschiedenen Zeiten und in verschiedenen Regionen sind, und wenn erst recht keine allgemeingültige Aussage gemacht werden kann, so kann dennoch fest-

---

48 Die Graphik ist einer Veröffentlichung von Schimany (2003) entnommen, der sie in Anlehnung an Imhof (1996: 72) entwickelt hat.

gehalten werden, dass sich die Lebensspanne der Menschen zunehmend verlängert hat und heute im Prinzip erst im achten Lebensjahrzehnt mit dem Tod zu rechnen ist. Darüber hinaus wird deutlich, dass gesellschaftliche Rahmenbedingungen maßgeblichen Einfluss auf die tatsächlich erreichte Lebensspanne haben, wenn auch nicht unbedingt klar ist, wie die einzelnen Faktoren gewichtet werden können. Die Zunahme der Lebensspanne kann insofern als Folge gesellschaftlicher Domestizierungsprozesse betrachtet werden.

Die folgende Graphik, die einer Veröffentlichung von Imhof (1988: 42) entnommen ist, stellt die wichtigsten Erkenntnisse dieses Kapitels zusammenfassend dar:

Abbildung 5: Veränderungen der Sterblichkeit aus historischer Perspektive[49]

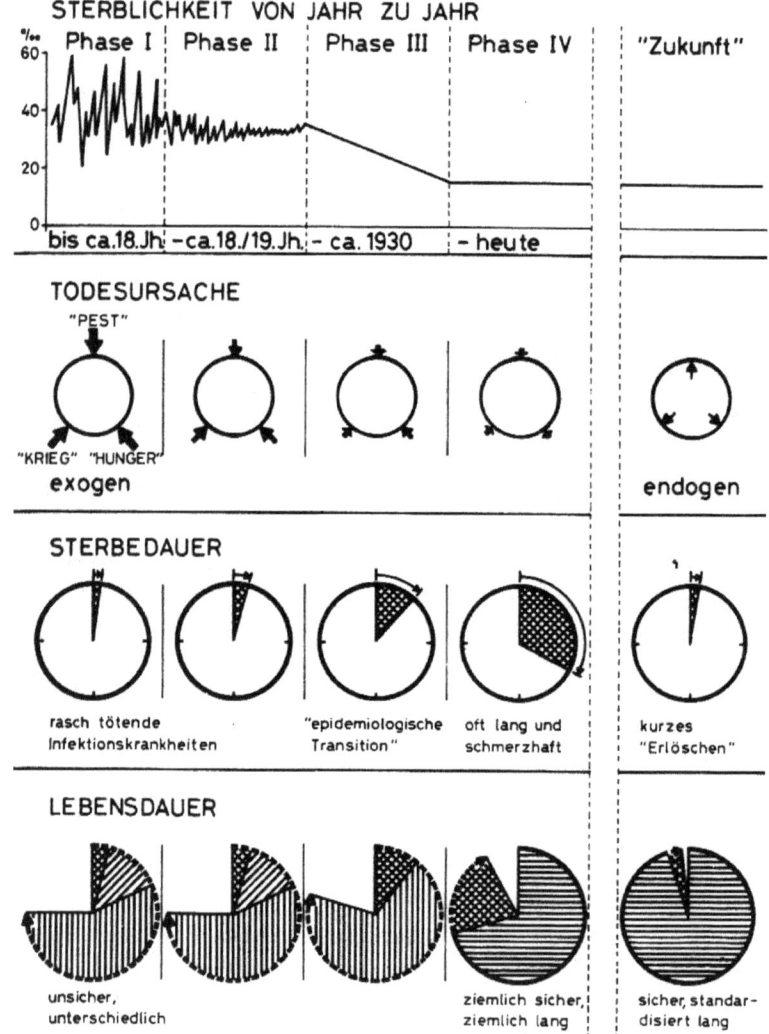

---

49 Siehe Imhof (1988: 42).

Folge der immer längeren Lebensspanne ist die zunehmend sicherere *Erwartung* eines langen Lebens, was wiederum nicht ohne Folgen für gesellschaftliche Prozesse im Zuge der Modernisierung bleibt. Welche Wechselbeziehungen konkret vermutet werden, ist das Thema des nächsten Kapitels.

5 Bedeutung des Lebensalters im Kontext der Modernisierung

Die These, dass das steigende Lebensalter nicht ohne Folgen für das individuelle Selbstverständnis und soziale Institutionen, und umgekehrt soziale Institutionen und die individuelle Selbstdeutung nicht ohne Folgen für das Lebensalter bleiben, wurde in den vorausgegangenen Ausführungen immer wieder angedeutet. Welche konkreten wechselseitigen Beziehungen vermutet werden, wird nun, differenziert nach den drei zeitlichen Abschnitten, die der Theorie reflexiver Modernisierung zugrunde liegen, erläutert. Zunächst wird auf die Vormoderne (bis 1700) eingegangen, um dadurch die Richtung des späteren Wandels deutlicher herausarbeiten zu können (5.1). Anschließend erfolgt die Beschreibung der Ersten bzw. einfachen Moderne (bis ca. 1970) (5.2). Im letzten Abschnitt (5.3) wird auf die Zweite bzw. reflexiven Moderne (ab 1970) eingegangen. In dieser Phase ergeben sich neue Entwicklungen, die für die Einschätzung der zukünftigen Situation besonders wichtig sind.

Die Unterscheidung nach der Subjekt- und der Institutionenebene erfolgt in Anlehnung an Beck (1986: 207). Wie oben eingeführt, werden *Institutionen* als „geltungsstarke soziale Einrichtungen [verstanden], die auf Dauer bestimmen, was getan werden muss" (Endruweit, Trommsdorff 2002: 246). Entgegen der eher philosophisch-anthropologischen Perspektive Gehlens werden sie hier allerdings in Anlehnung an funktionalistische Theorietraditionen vor allem als „rationale" Mechanismen betrachtet, die „in der Gesellschaft (...) den Vollzug von Grundfunktionen (...) – und so den Bestand des Gesamtsystems – garantieren" (ebd.). Insofern rücken sie aus der eingenommenen Perspektive eher in die Nähe von Organisationen und sind weniger als „Leitideen" zu verstehen. Es werden die Institutionen betrachtet, die sich für das Alter und den Prozess des Alterns (als Lebensverlauf) als wichtig erwiesen haben.

Schwerpunkt bei der Betrachtung der *Subjektebene* ist zum einen das Selbstverständnis der Individuen, ihre Selbstdeutung oder in anderen Worten: das konstruierte Bild ihrer selbst. Zum anderen wird nach der zeitlichen Dimension dieses Selbstbildes gefragt, die ihren Ausdruck in den Vorstellungen hinsichtlich des eigenen Lebens*verlaufs* (biografische Konstruktionen bzw. Lebensperspektiven) findet.

Die *Ebene des Diskurses* wird dann in die Überlegungen einfließen, wenn ein enger Zusammenhang zu den aufgeführten Veränderungen auf der Subjekt- und/oder auf der Institutionenebene besteht.

Zu Beginn jedes Zeitabschnitts erfolgt eine kurze Charakterisierung der allgemeinen gesellschaftlichen und demographischen Rahmenbedingungen. Anschließend werden die Veränderungen auf Subjekt- und Institutionenebene vor dem Hintergrund der je spezifischen, erwartbaren Lebenszeit betrachtet.

Es wird von „Wahlverwandtschaften" (Weber) zwischen dem erwartbaren Lebensalter und dem individuellen Selbstverständnis (Subjektebene) bzw. den auf den Lebenslauf bezogenen Institutionen (Institutionenebene) ausgegangen, was die Frage nach dem primären Anstoß für Veränderungen offen lässt. Aufgrund der idealtypischen Darstellung können manche der Kontrastierungen überzeichnet erscheinen. Dies soll nur der besseren Deutlichkeit dienen. Die Ausführungen sind als eine Art Skizze gedacht, die die Differenz zwischen den Zeitphasen und die Richtung des Wandels auf der Basis ausgewählter empirischer Befunde veranschaulichen soll. Aufgrund der Komplexität des Themenfeldes können allerdings nur einzelne Aspekte ausführlich diskutiert werden. Es wird daher nicht der Anspruch erhoben, die Veränderungen umfassend beschreiben zu wollen. Die Ausführungen werden sich weitgehend auf Deutschland beziehen, da sich sowohl die demografischen Entwicklungen als auch die institutionellen Regelungen je nach Region zum Teil massiv unterscheiden.

5.1 Vormoderne

Vormoderne (westeuropäische) Gesellschaften zeichnen sich durch eine vorwiegend agrarische Produktion aus. Ihre Infrastruktur ist wenig entwickelt, und es gibt keine medizinische Grundversorgung.

Zu dieser Zeit ist die individuelle Lebensspanne in keiner Weise prognostizierbar. Der Tod ist für den Einzelnen überwiegend Resultat nicht vorhersehbarer und kaum zu bewältigender Seuchen, Hungersnöte oder Kriege („Krisenmortalität", exogene Todesursachen). Er kann den Menschen in jedem Alter ereilen. Auch für diejenigen, die die ersten besonders „schwierigen" Lebensjahre überleben, gibt es keinerlei Gewissheit über die weitere Lebensspanne, weder in „normalen" Zeiten und erst recht nicht in Kriegszeiten (vgl. Kohli 1985: 5). Die durchschnittliche Lebenserwartung liegt bei etwa 35 bis 40 Jahren.[50]

---

50 Es muss hinzugefügt werden, dass sich die Lebenserwartung in allen Gesellschaften und zu allen Zeiten schichtspezifisch stark unterscheidet. Immer leben Reiche im Durchschnitt länger als Arme. So erreichen beispielsweise in Genf im 17. Jahrhundert 305 von 1000 Personen aus der Oberschicht (höhere Amtsträger, Groß- und mittleres Bürgertum) das 60. Lebensjahr, wäh-

5.1.1 Subjektebene

Vor diesem Hintergrund ist weder die Einzigartigkeit des Individuums geeignet, in den Mittelpunkt seines Deutungshorizonts zu rücken, noch das eigene Leben zum Ziel langfristiger Planungen – der Entwicklung einer biografischen Perspektive – zu werden, so die These. Zahlreiche Belege hierfür finden sich in genealogischen, chronikalischen und annalistischen Schriften des Mittelalters (vgl. Wenzel 1980: 255). Darin wird deutlich, dass das Selbstverständnis vormoderner Individuen gerade nicht durch Individualität geprägt ist, sondern durch ihre Rollen in einer sozialen Ordnung. Und was im vormodernen Leben an „Langsicht" (Elias 1997) vorherrscht, bezieht sich auf überindividuelle Prinzipien und nicht auf das eigene Leben (vgl. Rosenbaum 1982, Imhof 1984, Kohli 1985).

Bevor diese These ausführlich diskutiert wird, soll der folgende Exkurs Aufschluss über die Auswahl der hinzugezogenen „Erkenntnisquellen" geben.

Exkurs: Quellen zur Herausarbeitung des Selbstbildes und der Lebensperspektive

Um Informationen über das Selbstverständnis der Individuen dieser Zeit und ihrer Deutungen zum eigenen Lebenslauf zu erhalten, kann auf genealogische, chronikalische und annalistische Schriften zurückgegriffen werden. Insbesondere die zugleich autobiografisch orientierten Textgattungen – Selbst- oder Autobiografien[51] (vgl. Wenzel 1980) – sind nach Aussage zahlreicher Literaturwissenschaftler und Historiker am ehesten geeignet, uns einen Zugang zu lebensweltlichen Bedeutungsgehalten und Perspektiven der in der Vormoderne lebenden Individuen zu verschaffen.[52] Gerade durch die dort praktizierte personenzentrierte Darstellung würden das Selbstverständnis der Menschen dieser Zeit, ihre Leitbilder und Wertvorstellungen besonders deutlich. Auch nach Dilthey sind Selbstbiographien der „direkteste Ausdruck der Besinnung über das [eigene] Leben" (Dilthey 1989: 26). Marholz beschreibt es folgendermaßen: „In keinem literarischen Dokument finden wir so unmittelbar das gelebte Leben

---

rend es bei der Mittelschicht (Kleinbürger, qualifizierte Handwerker) 171 und bei der Unterschicht (unqualifizierte Arbeiter, Handlanger) nur 106 Personen sind (vgl. Höpflinger 1997: 150). Daraus resultierend unterscheidet sich auch die Familiengröße je nach sozialer Schicht (vgl. z.B. Kiss 1983: 249). Bogucka (1983: 236f.) beispielsweise kann für Posen im Jahre 1659 herausarbeiten, dass die Familien in reicheren Schichten durchschnittlich drei Kinder besitzen, während arme Familien meist nur ein Kind haben, was sich auf die hohe Säuglingssterblichkeit zurückführen lässt, von denen die ärmeren Schichten stärker betroffen sind.

51 Die Begriffe Selbstbiografie und Autobiografie werden synonym verwendet.
52 Vgl. z.B. Marholz 1919, 1989, Misch 1955, Dilthey 1989, Müller 1989, Niggl 1977, Rein 1989.

wieder wie in der Selbstbiographie. Hier spricht unbewußt der Mensch als Kind der Zeit unmittelbar" (Marholz 1919: 8).

Allerdings ist die autobiografisch orientierte Schilderung als historische Quelle vielfach angezweifelt worden, denn es kann nicht davon ausgegangen werden, dass Selbstbiografien das tatsächliche Leben korrekt und präzise beschreiben.[53] Ein weiteres Problem besteht darin, dass alle Selbstcharakteristiken unvermeidlich zutiefst subjektiv sind, so dass es riskant erscheint, sich auf der Suche nach allgemeinen Zügen des Individuums der Vormoderne auf ihre Zuverlässigkeit und Wahrhaftigkeit zu verlassen (vgl. Gurjewitsch 1994: 290). Dennoch muss ihnen nicht durchweg misstraut werden. Gurjewitsch (ebd.) schlägt vor, bei ihrer Untersuchung den Fokus darauf zu richten,

> *„was nicht direkt angesprochen wird, sondern ‚am Grunde' der Aussprüche und Handlungen liegt, das Bemühen um die Rekonstruktion desjenigen Neben- oder Hintersinnes, der entweder, weil implizit vorhanden, assoziiert werden muss oder durch die ‚Ausdrucksebene' hindurchbricht" (Gurjewitsch, ebd.).*

Die Entschlüsselung der Dokumente wird allerdings auch dadurch erschwert, dass der Historiker über ein anderes Begriffssystem verfügt als das in den Vormoderne existierende, so dass er ständig zwischen der eigenen und einer fremden „Sprache" hin und her pendeln muss (vgl. ebd., 291).

Dennoch ist der Vorzug autobiografischer Texte darin zu sehen, dass sie gleichwohl am deutlichsten die Einstellungen der Individuen zu sich selbst und zu ihren beherrschenden Gedanken und Gefühlen widerspiegeln (vgl. auch Marholz 1989: 72, Misch, 1955). Aufgrund dieser Einschätzung wird davon ausgegangen, dass eine Analyse autobiografisch orientierter Texte Aufschluss über das jeweilige individuelle Selbstverständnis und die jeweilige Lebensperspektive geben kann (vgl. hierzu auch Wuthenow 1974: 22). Allerdings muss versucht werden, die den subjektiven Äußerungen zugrunde liegenden „tieferen Sinn" zu erfassen und zu rekonstruieren (vgl. Gurjewitsch 1994: 291).

Im Mittelalter gibt es in Europa einen Aufschwung selbstbiografischer Literatur (vgl. Müller 1989: 318), auf die zurückgegriffen werden kann. Sie verfolgt meist pädagogische oder apologetische Zwecke (vgl. ebd., 319f.). Es lassen sich verschiedenste thematische Gruppierungen und Traditionslinien erkennen. Wesentliche Bedeutung haben religiös geprägte Selbstbiografien von Geistlichen (z.B. von Augustinus oder von Lampert von Hersfeld), die ihren Niederschlag u.a. in Klosterannalen finden. Diese können als Bekenntnis-, Beicht- und Visionsschriften charakterisiert werden (vgl. Rein 1989: 323). Ebenso entsteht

---

53 Zur Kritik an der historischen Korrektheit autobiografischer Dokumente siehe z.B. Wenzel 1980, Marholz 1919, 1989, Niggl 1977.

5.1 Vormoderne

eine Vielzahl von Reiseberichten, wie z.B. der des Italieners Marco Polo. Im deutschsprachigen Raum existieren Schriften vom schwäbischen Ritter Georg von Ehingen oder die von Johannes Schiltberger, einem Nachkommen des ältesten bayerischen Adelsgeschlechts, der im Rahmen eines Kreuzzugs den größten Teil der damals bekannten Welt bereiste und seine Erlebnisse später niederschrieb (vgl. Wenzel 1980: 255). Auch in den von Neumann (1970) als Memoiren bezeichneten Berufsbiografien und in autobiografischen Aufzeichnungen von Herrschern (z.B. von Kaiser Maximilian I.) sind individuelle Lebenserinnerungen das zentrale Thema. Die unterschiedlichen Textsorten erschweren es zwar, allgemeine Aussagen hinsichtlich der Interpretationen des eigenen Lebens zu treffen. Dennoch können – vor dem Hintergrund der angegebenen Problematiken – einige für die Vormoderne wesentliche Charakteristika des individuellen Selbstverständnisses herausgearbeitet werden, die in mehr oder weniger allen Textgattungen zu finden sind.

In den Geschichtswissenschaften, der (historischen) Biografieforschung und in den Literaturwissenschaften werden spezifische Merkmale eines vormodernen Selbstverständnisses identifiziert, die im Folgenden benannt und anhand einiger Beispiele veranschaulicht werden. Es muss berücksichtigt werden, dass es sich hier um die idealtypische Darstellung der Charakteristika handelt, die sich bei der Mehrheit der Bevölkerung zeigen. Damit soll nicht behauptet werden, dass sie jeden Einzelfall treffend beschreiben können.

„Das Individuum ist unfassbar", so überschreibt Gurjewitsch (1994) das erste Kapitel seines Buches über das Individuum im europäischen Mittelalter, um darauf hinzuweisen, dass sich *Individualität* bzw. Besonderheit in den vormodernen Selbstbiografien gerade nicht widerspiegelt. Diese Textgattung unterscheidet sich dadurch vom heutigen Biografieverständnis, so ist auch die Überzeugung von Alheit und Dausien (1990: 18), dass bei ihr *nicht* die Erfassung von Individualität im Vordergrund steht (vgl. Alheit, Dausien 1990: 18). In den Schilderungen gehe es nicht um die Darstellung eines konkreten individuellen Lebens, sondern um die didaktisch sinnvolle Gruppierung von Geschichten um ein äußerst dünnes biografisches Gerüst (vgl. ebd.). Und Wenzel erklärt in vergleichbarer Weise, dass Selbstbiografien in der Vormoderne nicht im eigentlichen Sinne fortschreitend und dynamisch sind – analog eines Entwicklungsprozesses des Individuums –, sondern eher einer Addition von Szenen und Begebenheiten gleichen. Nach Wenzel strebt diese Form der Selbstdarstellung grundsätzlich nach der Bestätigung einer „objektiven Typik" und ist aus der Sicht der Gegenwart gerade keine individualisierende Darstellung eines einmaligen Lebens (Wenzel 1980: 257). Das einheitsstiftende Prinzip des dargestellten Lebens ist nicht die „Entwicklung eines Ich in Auseinandersetzung mit der Welt, sondern die Demonstration personaler Identität als *Nachvollzug und Einlösung von überindividuellen, dem Einzelnen äußerlich (von Gott) vorgegebener Lebensmuster,* - das generalisierte Ich" (Wenzel 1983: 7, kursiv nicht im Original, vgl. auch Bohn, Hahn 1999: 40f.). Das Individuum erscheint in den Schilderungen demnach vor allem als *„Spieler" einer vorgegebenen Rolle bzw. als Repräsentant des ihm zugewiesenen Status'*.

Auch Misch (1955, II.2: 545) weist auf den engen Zusammenhang zwischen dem Selbstbild eines Individuums und seinem sozialen Status hin, der in allen autobiografischen Texten sichtbar werde. Er betont:

> „Dies Sicherkennen unter einer Form des Allgemeinen (...) geht mit jenem Verstecken der persönlichen Anliegen hinter den allgemeinen Themen einmütig zusammen, und dadurch wird hier die typisierende Richtung der Selbstauffassung besonders deutlich: sie hat ihre mittelalterliche Grundlage in der repräsentativen Stellung des Individuums als eines Trägers des ihm übertragenen Amtes" (Misch 1955: 545).

Nach Gurjewitsch (1994: 141ff.) zeigt sich, dass die Autoren der Vormoderne – in der Regel – nicht in der Lage sind, ihr Leben logisch und systematisch darzustellen, da sie es nicht in seiner individuellen Totalität und der Aufeinanderfolge von Geschehnissen erkennen können (vgl. auch ebd., 188). Denn alle wichtigen Momente und Wendemarken des eigenen Lebens werden nicht auf den eigenen Willen, sondern auf das Eingreifen einer göttlichen Macht, also auf einen übergeordneten Horizont, zurückgeführt. Wenzel beschreibt die dem zugrunde liegende, vorherrschende Überzeugung folgendermaßen:

> „gesellschaftliche Beziehungen [sind] Ausdruck der göttlichen Ordnung, der Einzelne ist Repräsentant seines von Geburt an festgelegten Status, den zu vertreten und optimal auszufüllen ihm aufgegeben ist, solange die tradierte Lebensordnung als Naturgesetz erfahren wird. [Der Einzelne] erscheint als Repräsentant seines Status, und nur im Hinblick auf den Status, das Allgemeine, wird das Individuelle, wird das Besondere relevant" (Wenzel 1983; 7).

Einen wichtigen Hinweis auf die Statusbezogenheit des individuellen Selbstverständnisses sehen die Literaturwissenschaftler beispielsweise darin, dass Selbstbiografien meist erst mit dem Start in ein öffentliches Amt beginnen.

Hier zur Illustration das Beispiel eines *Adeligen, Ritter von Ehingen*, der seine Autobiografie folgendermaßen beginnt: „Ich Joerg von Ehingen, Ritter, bin in meiner jugend geschickt worden als ain knab, an hoff gen Yszpruck" (Ritter von Ehingen, zitiert nach Wenzel 1980: 261). An den dort beschriebenen Hof kommt er, um in das Amt des Ritters hineinzuwachsen, um – wie er es beschreibt – sich „in ritterlichen handlungen zuo gebruchen, und alle ritterspil zu lernen" (ebd.).

Ein weiteres Indiz für die Rollenzentriertheit seines Selbstbildes ergibt sich aus seiner Auswahl und Zusammenstellung des biografischen Materials. Weite Teile seines Lebens blendet er aus, um die vorgeprägte Typik ritterlicher Lebensgestaltung in idealisierter Form durch seine Beschreibung zu präsentieren. Beispielsweise schildert er ausführlich seine abenteuerlichen Ritterfahrten nach Rhodos, Spanien und Portugal, schließt seine Erzählung aber danach ab, ohne seine politische Tätigkeit für die Grafen von Württemberg auch nur zu erwähnen (vgl. Wenzel 1980: 259). Für seine Autobiografie ist kennzeichnend, dass sie sich, obwohl in höherem Alter geschrieben, dennoch ganz auf die Fahrten in seiner Jugend beschränkt. Die Gestaltung seines weiteren Lebens blendet der Autor aus und verschweigt damit zugleich beträchtliche Verdienste und die öffentliche Anerkennung seiner umfangreichen politischen Tätigkeiten.

Obwohl ihm als Staatsmann und Diplomat der wirtschaftliche und soziale Niedergang des Adels zu seiner Zeit bewusst sein musste, vermag er sein eigenes Leben dennoch nicht im Rahmen der konkreten politischen Auseinandersetzungen zu deuten. Er ist weiterhin an der tradierten Idealität des Adels in Form seines Ritterstatus orientiert. Es ist naheliegend, dass sich *Georg von Ehingen* erst dann mit sich selbst identisch weiß, wenn er sein Leben im traditionellen Interpretationsmuster des Ritters erfassen kann, so dass er allein diesen Lebensabschnitt in seiner Biografie festhält.

Auch in den Autobiografien der Geistlichen und Theologen dieser Zeit spiegelt sich ein überindividueller Bezugspunkt wider: Ein alles überragender Gott. Obwohl insbesondere für Geistliche die Beschäftigung mit dem „inneren Menschen" (Bynum 1982) bzw. mit dem „Selbst" obligatorisch ist – und damit eine Hinwendung zur Individualität vermutet werden könnte – zeigt sich, dass auch hier nicht das Individuum in seiner Besonderheit im Mittelpunkt steht. Das „Selbst" wird als in allen Menschen gleichermaßen angelegtes „imago Dei" (Bild Gottes) verstanden, das es zu erforschen gilt (vgl. ebd.). Und die Wandlung eines Individuums aus sich selbst heraus wird stets an Leitbildern wie Christus, den Aposteln oder den Heiligen orientiert beschrieben (vgl. Gurjewitsch 1994: 18f.).

Der *Kleriker Opicinus de Canistris* – der auch unter dem Namen Anonymus Ticinensis bekannt ist – vertieft sich in seiner Autobiografie vor allem in *sein* Leben und in *sein* Ich, so dass man ihn auf den ersten Blick als ein Gegenbeispiel für oben Beschriebenes verstehen könnte.[54] Dennoch ergeben sich viele Hinweise darauf, dass auch er sein Leben allein als eine Ausrichtung auf Gott versteht. Denn all seine Lebensereignisse befragt er daraufhin, ob sie der Reali-

---

54 Seine Texte haben nicht die Form einer zusammenhängenden literarischen Darstellung. Sie sind vielmehr „hingeworfene" Passagen, die durch eine Vielzahl von Zeichnungen ergänzt werden (vgl. Gurjewitsch 1994: 263ff.).

sierung eines absoluten Wertes, eines unbedingt höchsten religiösen Gutes dienen. *Opicinus* ist allerdings davon überzeugt, dass die Welt von Sünde zerfressen ist und dass sich das Böse vor allem in seiner Seele konzentriert. Inhalt seiner Texte sind daher zahllose Selbstbeschuldigungen, die nur hin und wieder durch eine winzige Hoffnung auf Erlösung ergänzt werden. Überall entdeckt er in seinen Lebensereignissen „Beweise" für sein *persönliches* Versagen und Verderben und Anlässe für seinen grenzenlosen Pessimismus (vgl. ebd., 268).

Man könnte diese Form der Auseinandersetzung als eine starke Konzentration auf das eigene Selbst interpretieren. Gurjewitsch beschreibt es dementsprechend als eine im Mittelalter neu entstehende Form der Individualität. Er erklärt: „Das ständige Schuldgefühl und die daraus folgende Selbsterniedrigung finden ... einen ins Unermessliche gesteigerten egozentrischen Ausdruck" (Gurjewitsch 1994: 265). Dennoch muss zugleich berücksichtigt werden, dass *Opicinus* konsequent jedes kleinste Ereignis seines Lebens im religiösen Sinne interpretiert. Immer ist er darum bemüht, seine Taten vor dem Hintergrund seiner religiösen Überzeugung zu messen und zu beurteilen. Zugleich bemüht er sich bei der Darstellung seines Lebens regelmäßig, „einem Archetyp, einem ‚Vorbild' oder einer Autorität möglichst ähnlich zu sein, um sich mit ihm identifizieren zu können" (ebd., 277). Insofern zeigt sich auch bei ihm, so meine These, ein Erkennen des Individuums erst unter der Form des Allgemeinen bzw. vor dem Hintergrund eines übergeordneten Horizonts (vgl. auch Misch 1955: 545).

Um die Abhängigkeit der Geistlichen von ihrer Rolle als Priester zu veranschaulichen, zitiert Bynum (1982) den Wanderprediger *Norbert von Xanten*:

> „Priester, du bist nicht du, denn du bist Gott.
> Du bist nicht dein, denn du bist Christi,
> sein Knecht und Diener,
> Du bist nicht um deinetwillen, denn du bist nichts.
> Was also bist du, o Priester? Nichts und alles" (Bynum 1982: 95).

Auch den autobiografischen Dokumenten von *Kaiser Maximilian I* kann Wenzel (1980) entnehmen, dass es diesem vor allem darum geht, die auf Dauer festgesetzte Ordnung Gottes in seinem Leben zu verwirklichen (vgl. Wenzel 1980: 316). Obwohl sein Leben durch einen einschneidenden Widerspruch zwischen den tatsächlichen politischen Machtverhältnissen und den traditionellen Ordnungsvorstellungen des Feudalismus geprägt ist, so lässt sich nach Wenzel die Biografie dennoch als ein Versuch der konsequenten Verwirklichung der immer schon als gültig angesehenen traditionellen Ordnung lesen. Diese Ordnung wird von *Maximilian I* als „natürlich" erfahren, so dass er selbst nur unter der Perspektive interessant ist, als er die gegebene Weltordnung bestätigt. Das bedeutet auch für ihn: „der Einzelne ist unter diesen Voraussetzungen überhaupt nur identifizierbar als derjenige, der das gültige Klassifikationsmuster ausfüllt, die Wertordnung realisiert: als Typ" (Wenzel 1980: 319). Auch *Maximilian I* kann sich nur in seiner Rolle als Herrscher als mit sich selbst identisch interpretieren und nicht in seiner möglichen Besonderheit oder Individualität.

An diesen Beispielen lässt sich erkennen, dass der Prozess der Persönlichkeitserkenntnis – wie wir ihn heute kennen – in der Vormoderne auf erhebliche Schwierigkeiten stößt. Alle erwähnten Autobiografen stimmen darin überein, dass sie ihr Leben an den Maßstäben einer übergeordneten Ordnung bzw. ihrer damit verbundenen Rolle messen und versuchen, diesem Idealbild möglichst gerecht zu werden. Die religiösen Grundhaltungen erlauben eine Eigenständigkeit des Individuums und damit die Entwicklung von Individualität nicht. Wenn innere Beweggründe existieren, dann werden sie immer vor dem Hintergrund übergeordneter gesellschaftlicher Vorstellungen interpretiert.

Von einigen Seiten wird Kritik an der These der Rollenzentriertheit der Individuen geäußert. Morris (1972) beispielsweise meint, eine allmähliche „Entdeckung der Persönlichkeit" bzw. der Individualität schon in der Mitte des 12. Jahrhunderts zu entdecken. Bei Personen wie Peter Abälard, Johann von Salisbury, Othlo von St. Emmeran etc. glaubt er, Ansätze einer psychologischen Abnabelung von der Gemeinschaft erkennen zu können. Allerdings darf nach Gurjewitsch nicht außer Acht gelassen werden, dass Morris – wie viele andere Historiker auch – mit einem eingeengten Blickwinkel vorgeht, indem er seine Aufmerksamkeit ausschließlich auf die herausragenden Persönlichkeiten dieser Zeit, auf die Geisteswelt der Intellektuellen, richtet.[55] Gurjewitsch erklärt, dass diese Personen nur als Extremfälle von Bedeutung sein können, die es uns ermöglichen, die Grenzen kennenzulernen, die die Individualisierung in dieser Zeit erreichen kann (vgl. Gurjewitsch 1994: 246). Er argumentiert, dass über die Mehrheit der Bevölkerung kaum etwas gelernt werden kann, wenn man sich ausschließlich mit den „Großen" dieser Zeit beschäftigt. Ein weiterer Einwand an den Studien Morris' – und anderen Autoren, die in vergleichbarer Weise arbeiten – wird von Bynum (1982) geäußert, die darauf hinweist, dass meist auch das soziale Umfeld der betrachteten Autobiografen vernachlässigt wird. Wie sie herausarbeiten kann, ist es selbst für die Menschen, die sich als emanzipierte Persönlichkeiten empfinden, unvorstellbar, sich gegen die traditionellen Leitbilder aufzulehnen, die ihnen ihr soziales Umfeld vermittelt. Bynum (1982: 88ff.) kann zeigen, dass die Suche des Individuums nach seinen inneren Beweggründen eng mit der Empfindung seiner Gruppenzugehörigkeit verbunden bleibt.

---

55 Morris (1982) begründet diese Einengung auf ein bestimmtes soziales Feld mit der Quellenlage. Da weite Kreise der Bevölkerung keine Möglichkeit der literarischen Selbstdarstellung hätten, könne er folglich auch nichts über sie aussagen.

Und nach Gurjewitsch (1994: 19) mag ein Intellektueller der Vormoderne zwar nach sich selbst suchen. Dennoch kommt er dabei nicht ohne Vorbilder aus. Individualität drückt sich nach ihm allenfalls darin aus, dass bei der Wahl der richtigen Lebensweise auf neu entstehende soziale Rollen zugegriffen wird. Auf der Basis von Autobiografien Intellektueller kann Gurjewitsch (1994: 245) darüber hinaus herausarbeiten, dass erste Ansätze von Individualität von der Gesellschaft nicht geschätzt und nicht gutgeheißen werden. Er stellt fest: Individualität

> „wird (...) gefürchtet, und das nicht nur an anderen Menschen, auch der Einzelmensch hütet sich davor, er selbst zu sein. Äußerungen von Originalität und Eigenständigkeit geraten in den Geruch von Ketzerei. Wenn ein mittelalterlicher Mensch nicht so ist wie alle anderen Leute, dann leidet er unter der Erkenntnis dieses Zustandes" (ebd.).

Deutlich wird diese Interpretation von Individualität beispielsweise an der oben erwähnten Autobiografie *Opicinus'*: *Opicinus* empfindet die Einzigartigkeit seiner Persönlichkeit, ihre Unähnlichkeit mit den anderen, als anomal und sündhaft, mit der Konsequenz, dass er sein Selbst nur in Form der Selbstverleugnung und der Selbsterniedrigung beschreiben kann (vgl. Gurjewitsch 1994: 195, 278). Die Entwicklung seiner Persönlichkeit bestrafte er unverzüglich dadurch, dass er sie als eine Versuchung des Teufels interpretiert, die mit dem Gefühl der Schuld und der unauslöschlichen Furcht vor dem unvermeidlichen Verderben seiner Seele einhergeht (vgl. ebd., 271). Nach Gurjewitsch verfügen insofern selbst die Genies dieser Zeit nicht über die Möglichkeit, ihre Individualität vollständig zu erschließen, sondern allenfalls in Äußerungen festzuhalten, die den Historikern vielfach als seelische Zerrüttung bzw. psychische Krankheit erscheinen.

Eine terminologische Differenzierung zwischen Autobiografien (Beschreibungen persönlich psychologischer Entwicklungen) und Memoiren (Beschreibungen einer vom Schreiber eingenommenen sozialen Rolle), wie sie Neumann (1970: 11) eingeführt hat, ist für die Beschreibung vormoderner Selbstbiografien daher überflüssig, so ist meine These (vgl. hierzu auch Gurjewitsch, 1994: 160). Denn Autobiografien haben in der Vormoderne ausschließlich Memoirencharakter. Das Individuum versteht sich darin allein als Träger einer sozialen Rolle; seine Selbstdeutung und -beschreibung entspricht den damit verbundenen jeweiligen gesellschaftlichen Vorgaben (vgl. Alheit, Dausien 1990: 23).[56]

---

56 Betrachtet man die Selbstbiografien vor dem Hintergrund ihres Entstehungskontextes, dann zeigt sich, dass Adelsbiografien stärker an traditionelle Rollenvorgaben gebunden sind als die Schilderungen von Bürgern. Das ist plausibel, da das bürgerliche Leben weniger auf ein klares konventionelles Rollenschema festgelegt ist (vgl. Wenzel 1980: 257f.). Beiden gemeinsam ist

5.1 Vormoderne

Dass eine vergleichbare Rollenzentriertheit auch bei den Bevölkerungsschichten vorherrscht, die keine Möglichkeiten der literarischen Selbstdarstellung haben, darauf verweisen zahlreiche Befunde der historischen Demografieforschung und der historischen Familienforschung. Auch für die bäuerliche Gesellschaft der Vormoderne gilt demnach, dass nicht das eigene Leben im Mittelpunkt ihres Denkens und Handelns steht. Für die Bauern ist es die für sie vorgesehene Rolle als „Verwalter" eines überdauernden Gesamtwerkes – nämlich der Ländereien und des Hofes –, die ihr Leben bestimmt und daher ihr Selbstverständnis prägt (vgl. Rosenbaum 1982, Imhof 1984: 188, Kohli 1985). Es herrscht ein genealogisch orientiertes Denken vor, das Rosenbaum folgendermaßen beschreibt:

> „Das Land ist zugleich das, was die Generationen miteinander verbindet; es ist das eigentlich Beständige im Ablauf der Zeiten, wohingegen die Personen ständig wechseln. (...) [Der Besitz] war das Zentrum bäuerlichen Daseins und beherrschte alle Lebensbereiche und Beziehungen: erst kam der Hof, dann die Personen" (Rosenbaum 1982: 56).

Imhof – einer der bekanntesten historischen Demografieforscher – kann auf der Basis seiner Geburtsregister- und Sterbetafel-Analysen an einem Fallbeispiel besonders deutlich herausarbeiten, dass nicht das Individuum, sondern das Überleben des bäuerlichen Hofes im Mittelpunkt des Denkens der Hofbesitzer steht:

Ein Bauerngut in Nordhessen wird nacheinander von elf Hofbesitzern „verwaltet" (vgl. Imhof 1984: 186, 1984a). Das Besondere an ihnen ist, dass sie nicht nur die gleichen Nachnamen besitzen, nämlich Hooss, sondern ebenfalls alle Johannes mit Vornamen heißen. Das erscheint ungewöhnlich, denn wieso überlebt bei der großen Säuglings- und Kindersterblichkeit der damaligen Zeit ausgerechnet der Nachkomme, der auf den Namen Johannes getauft wird? Anhand des Geburtsregisters wird allerdings ersichtlich, dass jeweils in einer Generation nicht nur ein Nachkomme auf diesen Namen getauft wird, sondern gleich mehrere (vgl. Imhof 1984a: 148). Und einer davon hat stets – mit einer Ausnahme – überlebt und den Hof übernehmen können. Vor dem Hintergrund der unsicheren Lebensspanne steigt mit diesem Vorgehen die Wahrscheinlichkeit, dass der Hofbesitzer über Generationen hinweg immer den gleichen Namen tragen kann. Imhof erklärt dieses Vorgehen folgendermaßen:

> „So wie immer wieder eine andere Person vorübergehender Besitzer des Vältes-Hofes wurde, die Rolle des jeweiligen Inhabers spielte, so schlüpfte immer wieder

---

aber die Fokussierung auf die spezifischen Tätigkeitsfelder und auch die nachdrückliche Hervorhebung des religiösen Lebens.

ein anderer männlicher Nachkomme in den Namen Johannes, spielte die Johannes- und damit eben die Hofbesitzer-Rolle. (...) Der Name blieb. Nur die Träger wechselten, wenn sie langsam alt wurden oder schon vor ihrer Zeit dahinstarben" (Imhof 1984a: 149).

Dieses Beispiel legt es nahe zu vermuten, dass nicht die jeweilige Individualität eines jeden Johannes' das alles Entscheidende ist, sondern der Name, den das mehr oder weniger kurzlebige Individuum trägt. Denn wichtig ist, dass immer ein Johannes als „Rollenträger" bereitsteht, um den Hof zu verwalten (vgl. ebd., 188).

Weitere Hinweise auf die Rollenzentriertheit des Selbstverständnisses auch bei denen, die des Schreibens nicht mächtig sind, liefert u.a. Gurjewitsch (1994: 299ff.) durch die Beschreibung einer Episode, die sich Ende des 16. Jahrhunderts in der südfranzösischen Bauernschaft ereignet:[57] Es geht um Martin Guerre, der eines Tages seine Ehefrau und seinen Sohn verlässt und lange Zeit verschollen bleibt. Als er nach langen Jahren zurückkehrt, findet er seinen Platz besetzt. Ein gewisser Arnaud du Tilh hat inzwischen seine „Identität" angenommen. Du Tilh spielt seine Rolle als Martin Guerre dabei so überzeugend, dass seine Echtheit von den Dorfbewohnern nicht in Zweifel gezogen wird, auch nicht von seiner Frau. Wäre nicht der „echte" Martin Guerre eines Tages zurückgekehrt, dann hätte du Tilh seine Leben wahrscheinlich unter seiner Maske beenden können. An dieser Episode wird nach Gurjewitsch deutlich, dass für die Menschen der Vormoderne das „Rolle-Spielen" so zentral und selbstverständlich ist, dass die eigene Persönlichkeit ganz dahinter verschwinden kann. Alheit und Dausiens (1992) und Abrahams (2002) Interpretationen dieser Begebenheit gehen sogar noch weiter: Diese Autoren nehmen an, dass die Dorfbewohner sogar erkennen, dass du Tilh nicht Martin Guerre ist, aber:

> „sie dulden das Spiel, weil du Tilh die soziale Rolle des Guerre in allen Details funktional so perfekt ausfüllt, dass kein Grund zur Beanstandung besteht und du Tilh in sein Spiel sogar Eigenheiten des du Tilh einfließen lassen kann, ohne damit Anstoß zu erregen und die äußere Rolle zu stören" (Alheit, Dausien 1992, zitiert nach Abraham 2002: 140).

Aus diesem Fall schließt Gurjewitsch (1994), dass die Individualität des vormodernen Menschen keine scharfen Umrisse aufweist und sich nicht deutlich und unverwechselbar von ihrer Umgebung abhebt (vgl. ebd., 304). Der Hang der Individuen, „mit einem Prototypen zu verschmelzen", scheint ihm ein Anzei-

---

57 Allerdings etikettiert er seine Überlegungen zu diesem Fall selbst als zwangsläufig eher hypothetisch.

chen dafür zu sein, dass in der Vormoderne nicht die Möglichkeiten gegeben sind, die eigene Individualität vollständig zu erschließen.

Wird nach weiteren Indizien für diese These gesucht, dann kann man auch in der Kunst der damaligen Zeit fündig werden: In Bildern und Skulpturen werden die Menschen nicht in ihrer Besonderheit, sondern vor dem Hintergrund ihrer Rolle dargestellt. Könige, Kaiser und Fürsten etc. weisen in den Abbildungen meist nicht die geringste Originalität auf. Dafür aber sind sie mit Beigaben ausgestattet, die deutlich auf ihren sozialen Status hinweisen. Die Künstler dieser Zeit sehen das Wesentliche in dem, was das Individuum seiner Rolle bzw. seinem Amt zuordnet. Der Mensch fungiert in ihren Darstellungen als Repräsentant seiner Rolle und nicht in seinen Eigenschaften, die ihm eine Sonderstellung verschaffen könnten. Nach Gurjewitsch sind Künstler dieser Zeit:

> „Meister der *Verallgemeinerung*. Sie ‚konnten nicht individualisieren', und zwar deshalb nicht, weil sie kein Bedürfnis danach verspürten; sie nahmen das Einmalige, Unwiederholbare an einer Individualität einfach nicht wahr, weil ihr Blick auf etwas gerichtet war, das nach ihrem Verständnis unvergleichlich profunder war – auf das ureigenste, innerste Wesen des Menschen" (Gurjewitsch 1994: 244, kursiv im Original).

Mit dieser vormodernen Interpretation des Ichs als Rollenträger ist nach Aussage zahlreicher Autoren zugleich das *Fehlen der Entwicklung einer eigenen biografischen Perspektive*, einer lebenslaufbezogenen Entwicklungsperspektive, verbunden (vgl. z.B. Müller 1989: 318, Alheit, Dausien 1990: 24).[58] Das Leben wird nicht in seinem individuellen zeitlichen Verlauf, mit möglichen zukünftigen Entwicklungspotenzialen wahrgenommen. Zwar weisen die autobiografischen Texte eine zeitliche Perspektive auf. Diese ist allerdings nicht subjektzentriert, sondern an äußere Objekte, Ereignisse oder Vorgaben (Rollen) gebunden (vgl. auch Hopf-Droste 1981: 16, Lehmann 1989: 290). Der eigene Lebenslauf wird insofern in einen überindividuell bestimmten Zusammenhang gestellt. Er wird als Teil einer umfassenderen zeitlichen Einheit betrachtet und beschrieben (vgl. Sackstetter 1988: 126). Für die Bauern der Vormoderne bildet beispielsweise der Hof mit den Ländereien das überdauernde Prinzip, an dem der Lebenslauf der Individuen orientiert ist.

Dass die Entwicklung einer eigenen biografischen Perspektive in Zeiten permanenter lebensbedrohlicher Unsicherheiten und Gefährdungen vernachläs-

---

58 Ausnahmen bilden einige wenige selbstbiografische Erzählungen aus dem 15. Jahrhundert. Hierbei handelt es sich um rückschauende Berichte von sehr alten Männern wie beispielsweise Burkhard Zink (vgl. Rein 1989: 337). Dass sich bei ihnen eine individuelle biografische Perspektive zeigt, mag auf das hohe Alter der Schreibenden zurückzuführen sein, und die damit verbundene Chance, das eigene lange Leben in seiner Gesamtheit und in einem Zusammenhang zu erfassen.

sigt wird, lässt sich sehr schön mit Wuthenow (1974) am Beispiel autobiografischer Darstellungen des Zeitraumes um den Dreißigjährigen Krieg (1618 – 1648) belegen. Diese Zeit geht mit einem erschreckenden Rückgang der Bevölkerungsziffern einher. Gleichzeitig entstehen nach Wuthenow „Aufzeichnungen von eher chronikalischer Beschränktheit, in denen die Tatsachen der regionalen Historie wichtiger sind als die Wirklichkeit des menschlichen Lebens; ihnen fehlt der Entwicklungszusammenhang" (Wuthenow 1974: 24). Das eigene Leben und damit auch seine Entwicklungspotenziale haben für die Individuen in dieser Zeit kaum Bedeutung.

Zusammenfassend lässt sich – auf der Basis empirischer Befunde aus der (historischen) Biografie- und Demografieforschung und den Literaturwissenschaften – festhalten, dass sich das Individuum der Vormoderne vor allem als *Rollenträger* begreift und *keine eigene biografische Perspektive* entwickelt. Bleibt nun zu klären, in welchem Zusammenhang diese Subjektdeutung mit dem erwartbaren Lebensalter stehen könnte. Meine These ist, *dass beide Merkmale eine Folge der fehlenden Gewissheit sind, über eine längere Lebensspanne verfügen zu können.* Sie sind die Konsequenz aus der Erfahrung, dass das eigene Leben durch die ständige Todesnähe bedroht ist und daher als sehr *unsicher* wahrgenommen wird (vgl. Imhof 1984, 1988). Dennoch können die Menschen dieser Zeit einen hohen Grad an Stabilität erreichen, der uns heute fast unglaublich erscheint (vgl. Imhof 1984a: 139). Und zwar dadurch, dass *nicht* die eigene, verletzliche Person ins Zentrum des eigenen Deutungshorizonts gestellt wird. Existenzielle Sicherheit und Kontinuität werden in „größeren", das individuelle Leben überdauernden, kollektiven, kulturellen und natürlichen Gewissheiten gefunden. Denn indem man sich als vorübergehender Träger einer Rolle begreift, in deren Dienst man sich für eine kürzere oder längere Lebensspanne stellt, kann man sich als zugehörig zu einem „gemeinsamen Ganzen" begreifen. Diese Konstruktion wird besonders anschaulich am vorherigen Beispiel Imhofs. Er kann herausarbeiten, dass sich die Hofbesitzer Johannes Hooss' nur als vorübergehende Verwalter eines Gutes erleben. Hier herrscht ein genealogisches Denken vor, was sich beispielsweise in der Hausinschrift widerspiegelt:

> „Dies Haus ist mein
> Und doch nicht mein,
> wer nach mir kommt,
> wird's auch so sein" (Imhof 1984a: 141).

Es werden das überdauernde Gut und die überdauernden Familien- und Verwandtschaftsbande in den Mittelpunkt gerückt, um Sicherheit zu gewinnen. Interessant ist an dem Beispiel zudem ein Aspekt, der ebenfalls das Streben nach überindividueller Stabilität widerspiegelt: Die Hofbesitz-Dauer stimmt meist nicht mit der Lebensdauer des Rollenträgers überein (vgl. Imhof 1984a: 143). Keiner von ihnen hat länger als bis zu seinem 65. Lebensjahr den Hof geleitet. Es zeigt sich ein Weitergeben der Rolle zu der Zeit, die mit einer Abnahme der eigenen Kräfte assoziiert wird, allein zum Wohle des Hofes. Das eigene persönliche Interesse wird hintangestellt (vgl. Gaunt 1982: 157).

Als Ankerpunkte einer überindividuellen Stabilität bieten sich darüber hinaus (jährlich) wiederkehrende Begebenheiten und Ereignisse an, die in annalistischen Konzeptionen ihren Ausdruck finden. So wird dem eigenen Leben durch die Abfolge historischer oder auch jahreszeitlicher Ereignisse Kontinuität und Sicherheit verliehen (vgl. Niggl 1977). Zahlreiche Wiederholungen unterschiedlichster Art wie zeitliche Rhythmen und Traditionen tragen dazu bei, in ihrer Summe dem unsicheren einzelnen individuellen Leben in der Generationenfolge Halt geben (vgl. Imhof 1984: 158).

Zwar führt beispielsweise Wuthenow (1974) das Fehlen eines individualisierten Selbstbildes und einer biografischen Perspektive in den Aufzeichnungen aus dem Dreißigjährigen Krieg auf eine Schwächung des Bürgertums zurück; einer Gesellschaftsschicht, die zu dieser Zeit erste Ansätze einer individualistisch orientierten Lebensauffassung zeigte. Ohne diese Begründung schwächen zu wollen, möchte ich dennoch die These wagen, dass zugleich oder insbesondere die wahrgenommene drastische Beschränkung des eigenen zukünftigen Lebenshorizonts durch die Kriegsereignisse bei den Individuen dazu geführt haben könnte, dass sie sich jeglicher Beschäftigung mit der eigenen Individualität und ihren zukünftigen Möglichkeiten enthielten.

Nicht die zeitliche Dimension des eigenen Lebens (seine biografische Perspektive), sondern sein mögliches Ende – der Tod – muss durch die Unvorhersehbarkeit der Lebensspanne die größte Bedeutung erhalten, wird darüber hinausgehend vermutet. Und in der Tat lässt sich eine intensive Beschäftigung der Individuen der Vormoderne mit dem Tod belegen. Für Gurjewitsch (1994: 129) spielt sich das gesamte Leben dieser Menschen vor dem Hintergrund des Todes ab, so dass er ihr Denken und Handeln weitgehend bestimmt. Er ist ihr ständiger Begleiter, ihr erster und ihr letzter Gedanke.

Nach Ariès (1980) wird der Tod als ein alltägliches, jederzeit mögliches – und damit unabhängig vom Alter – „normales" Ereignis wahrgenommen, auf das man sich vorbereiten muss. Furchterregend daran ist allein der Gedanke, dass er einen unvorbereitet treffen könnte und dem Menschen dadurch keine Zeit mehr lassen würde zu beichten, um Gottes Vergebung zu erlangen (vgl. Gurjewitsch 1994: 129). Es existieren vertraute und verbindliche Todesrituale, die das Umgehen mit ihm zu einer einfachen Sache machen (vgl. Ariès 1980: 24). So kann der Sterbende „den letzten Akten des vorgeschriebenen Zeremoniells Genüge tun" (ebd.).

Wichtig in Bezug auf das vormoderne Selbstverständnis ist nach Befunden von Historikern, dass dem Tod keinerlei Widerstand entgegengebracht wird, unabhängig davon, zu welcher Zeit er einen ereilt (vgl. z.B. Höpflinger 1997, Ariès 1980). Die Individuen fühlen sich ihm ausgeliefert, ihr Verhältnis zu ihm ist entsprechend fatalistisch geprägt (vgl. Höpflinger 1997: 143, Dinzelbacher, 1996). Er erscheint ihnen demnach – mit einem Konzept der Theorie reflexiver Modernisierung ausgedrückt – als eine *Gefahr*, als eine „extern gesetzte, diffuse und zugleich allgegenwärtige Bedrohung", die nicht mit eigenen Mitteln bekämpft werden kann (Bonß 1995: 45). Wie vor allem Ariès in seinen Untersuchungen zeigen kann, mag der sterbende Mensch der Vormoderne zwar bedauernd auf sein Leben zurückblicken, aber dies geht immer „ohne Widerspruch mit der schlichten Hinnahme des Todes einher" (Ariès 1980: 25). Zur Illustration dient Ariès folgendes Beispiel:

> „In Spoleto lebt ein hübsches Mädchen, jung, lebensfroh (...). Da befällt sie eine Krankheit. Wird sie sich an ihr Leben klammern, ohne sich des Schicksals bewusst zu werden, das ihrer harrt? Ein anderes Verhalten schien uns heute grausam, widernatürlich. (...) Die *juvencula* des 15. Jahrhunderts aber hat sofort begriffen, dass es ans Sterben geht (...) sie hat den nahen Tod gesehen. Sie bäumt sich auf, aber dieses Aufbäumen hat durchaus nicht die Bedeutung einer Verweigerung des Todes (davon hat sie nicht mal eine Vorstellung), sondern die einer Herausforderung Gottes. Sie lässt sich in ihre prächtigsten Gewänder kleiden wie zur Hochzeit und weiht sich dem Teufel" (Ariès 1980: 17, kursiv im Original).

Der potenzielle Tod wird von den Individuen als so allgegenwärtig wahrgenommen, dass sich eine Beschäftigung mit eigenen zukünftigen Lebensperspektiven – im Diesseits – zu erübrigen scheint, so ist meine These. Aber es lässt sich noch ein weiteres Argument für die Irrelevanz der Entwicklung einer biografischen Perspektive finden: Aufgrund der religiösen Überzeugungen in der Vormoderne betrachten die Menschen den Tod nicht als ein endgültiges Sterben, sondern nur als eine Passage vom „Diesseits" hin zum „Jenseits" (vgl. Gurjewitsch 1994: 133). Das Leben besteht in ihrer Wahrnehmung aus zwei Teilen, wobei das Leben im Diesseits als der mehr oder weniger kurze, aber vor allem *unwichtigere* Teil des Lebens betrachtet wird, während mit dem Jenseits ein „sehr viel wichtigerer und längerer, ewiger Teil in der jenseitigen Glückseligkeit" assoziiert wird (Imhof 1984: 189, vgl. auch Cole, Winkler 1988: 44). Auch durch diese Vorstellungen wird die Bedeutung des individuellen Lebens im Diesseits relativiert, und damit zugleich die Wichtigkeit des Entwickelns von Individualität und einer eigenen biografischen Perspektive. Ob diese Vorstellungen auf ein uneinschätzbares Lebensalter zurückgeführt werden können, muss offen bleiben, erscheint aber zumindest plausibel.

5.1.2 Institutionenebene

Die Unberechenbarkeit des individuellen Todeszeitpunktes und, damit verbunden, die nicht einschätzbare individuelle Lebensspanne führen dazu, dass sich keine auf das chronologische Alter oder auf den Lebensverlauf bezogene Institutionen herausbilden, so die These. Zahlreiche Autoren können belegen, dass die zentralen Lebensereignisse der Individuen – wie Heirat, Geburt der Kinder und Tod – wie zufällig über den gesamten Lebensverlauf verstreut sind, so dass sich durch diese weite chronologische Streuung keine stabile Normierung und Standardisierung des Lebenslaufs ergeben kann.[59]

Ebenso wie der Tod sind nach Imhof (1983: 183) beispielsweise auch die Heirat und die Geburt von Kindern wenig oder gar nicht an bestimmte „Altersmarken" oder Altersphasen gebunden. Er kann belegen, dass das Erstheiratsalter sehr großen Schwankungen unterliegt (vgl. Imhof 1984: 184). Werden zudem die Wiederverheiratungen mitberücksichtigt, die durch die hohe Sterblichkeit „im Kindbett" ausgelöst und durch ökonomische Notwendigkeit erzwungen werden, dann fällt die Streuung noch drastischer aus, so betonen auch Kohli und Ehmer (vgl. Kohli 1985: 8, Ehmer 1990: 24, vgl. auch Mitterauer 2003). Starke Altersunterschiede bei der Heirat führen darüber hinaus zu einer durchschnittlich eher geringeren Ehedauer und zu einer höheren Wiederverheiratungsrate (vgl. Imhof 1983: 186). Auf der Basis einer Vielzahl von Leichenpredigten der protestantischen Mittel- und Oberschichten der städtischen Bevölkerung in Deutschland kann Imhof zeigen, dass der Altersunterschied bei den Erstheiraten im Durchschnitt bei etwa sechs Jahren liegt, bei den Zweit-Heiraten bei ca. dreizehn Jahren. Wiederheiratende Frauen dürften insofern nicht selten einer anderen Generation angehört haben als ihre Partner.

Waszak (1954) kann für Posen belegen, dass Zweit-, Dritt- und sogar Viertheiraten zwischen 1600 und 1700 nicht ungewöhnlich sind (vgl. Waszak, zitiert nach Bogucka 1983: 234f., Imhof 1983). Er kann für den Zeitraum zwischen 1610 bis 1619 zeigen, dass über 60% der Eheschließungen auf Witwen und Witwer entfallen (vgl. ebd.). Imhof formuliert es treffend folgendermaßen:

> „Es sei von vornherein unterstrichen, dass Zweit- und Drittehen selbst in jenen Zeiten des ‚bis dass der Tod Euch scheidet', eben aufgrund des ‚Mitten im ‚Leben sind wir vom Tod umgeben' keine Seltenheit darstellten und wir es somit (...) nicht mit irgendwelchen kleinen Minderheiten zu tun haben" (Imhof 1983: 188).

Bei mindestens jeder dritten bis fünften Ehe tritt einer der Partner zum zweiten oder dritten Mal vor den Altar (vgl. ebd., 190).

---

59 Vgl. hierzu z.B. Kohli 1985: 4f., Imhof 1984, Junge 2002: 66, Ehmer 1990.

Ehen um 1700 beispielsweise in Posen währen darüber hinaus im Durchschnitt nur zehn bis fünfzehn Jahre (vgl. Bogucka 1983: 234). Und fast 30 % aller Ehen haben bereits vor Ablauf der ersten fünf Jahre infolge des Todes eines Ehepartners keinen Bestand mehr. Insofern ergibt sich ein sehr weiter Streubereich in den „Familienstrukturen" und „Generationenbeziehungen".[60]

Auch die Geburten sind kaum an eine bestimmte Lebensphase gebunden, so Ehmer. Er kann belegen, dass mehr als ein Achtel der Frauen über 45 Jahre noch Kinder bekommt (vgl. Ehmer 1990: 26). Und geht ein verwitweter Mann eine neue Ehe mit einer jüngeren Frau ein, dann verlängert sich die Geburtenphase erneut. Von einem für die gesamte Vormoderne typischen, institutionalisierten Lebenszyklus, der an bestimmten „Altersmarken" festgemacht wird, kann daher nicht gesprochen werden (vgl. Ehmer 1990: 25).

Das müsste zur Konsequenz haben, so die weitere These, dass sich auch keine spezifische Phase des (höheren oder hohen) Alters herausgebildet hat. Und infolgedessen dürfte es auch nicht möglich sein, zwischen einer konkreten Gruppe der Alten und der übrigen Gesellschaft zu differenzieren.

Einen Beleg für das Fehlen einer Altersphase sieht beispielsweise Kohli (1985: 9) in Anlehnung an Schenda (1983: 59) darin, dass das Phänomen „hohes Alter" in vormodernen Bräuchen und Riten keinerlei Beachtung findet. Weder gibt es Übergangsriten, die die Phase des Alters einleiten, noch findet diese Phase des Lebens überhaupt Beachtung. Nach Schenda (vgl. ebd.) wird das Leben allein durch die Lebensereignisse „Geburt-Hochzeit-Tod" thematisiert (vgl. hierzu auch Schofield 1997: 83ff.). Nicht dem Alter oder dem Prozess des Alterns werde am Ende des Lebens besondere Aufmerksamkeit geschenkt, sondern allein dem Tod.

Dieser Argumentation mag auf den ersten Blick widersprechen, dass das Alter auf *Diskursebene* durchaus ein Thema ist. Denn vor allem religiöse und

---

60 Die starken Schwankungen beim Heiratsalter lassen sich nach Hajnal (1983) darüber hinaus auch auf unterschiedliche Regeln der Haushaltsformierung bzw. auf unterschiedliche Haushaltstypen zurückführen, die das Alter der Heiratenden nicht berücksichtigen. Er unterscheidet bei der ländlichen Bevölkerung zwischen zwei Mustern des Heiratsverhaltens, für deren Verbreitungslinie er eine Trennungslinie angibt, die in etwa von Triest nach St. Petersburg verläuft (vgl. Hajnal 1965). Für das System in Westeuropa gilt nach ihm, dass der Erbe eines Hofes nach der Übernahme des Gutes, die mit dem Tod des Vaters einhergeht, heiraten muss, zuvor aber nicht darf. In diesem System kann es zu langen Wartezeiten kommen, so dass das Heiratsalter dementsprechend hoch sein kann. In Osteuropa hingegen beginnt das heiratende Paar sein Zusammenleben im Haushalt eines älteren Paares, dem der Gatte angehört, so dass das Heiratsalter niedrig ist (vgl. Hajnal 1983: 69). Laslett u.a. (1983) differenzieren diese Typologie noch weiter, indem sie zudem zwischen dem Mittelmeerraum, West- und Mitteleuropa unterscheiden. Dennoch gilt für alle Regionen: Das Heiratsalter lässt sich auf die in den jeweiligen Gebieten existierenden Hausgemeinschaften bzw. -regeln zurückführen und nicht auf das chronologische Alter im Lebensverlauf.

5.1 Vormoderne

moralische Schriften beschäftigen sich mit dem höheren Alter, insbesondere durch eine Polarisierung zwischen Jung und Alt oder in Form der Betrachtung verschiedener Altersstufen. Und gerade die Vorstellungen von Alters- oder Lebensstufen und später dann die Beschreibung des Lebens in Form einer auf- und dann wieder abwärts führenden Treppe[61] sind zudem auf zahlreichen Gemälden und in Dichtung und Literatur aus der Vormoderne überliefert (vgl. z.B. Imhof 1984: 187, Schroeter 2008: 618). Ein Beispiel für eine Lebensaltertreppe ist die folgende:

---

61 Die Denkfigur der Lebenstreppe nimmt dabei eine Regelmäßigkeit des Lebenslaufs vorweg, die erst in der Gegenwart zur Realität geworden ist. Insbesondere Schenda (1983: 65) weist darauf hin, dass diese Darstellungen kaum mit den real gegebenen Lebensabläufen der Vormoderne in Einklang zu bringen sind.

Abbildung 6: Lebensaltertreppe von Hansson (1799) aus Bingsjö[62]

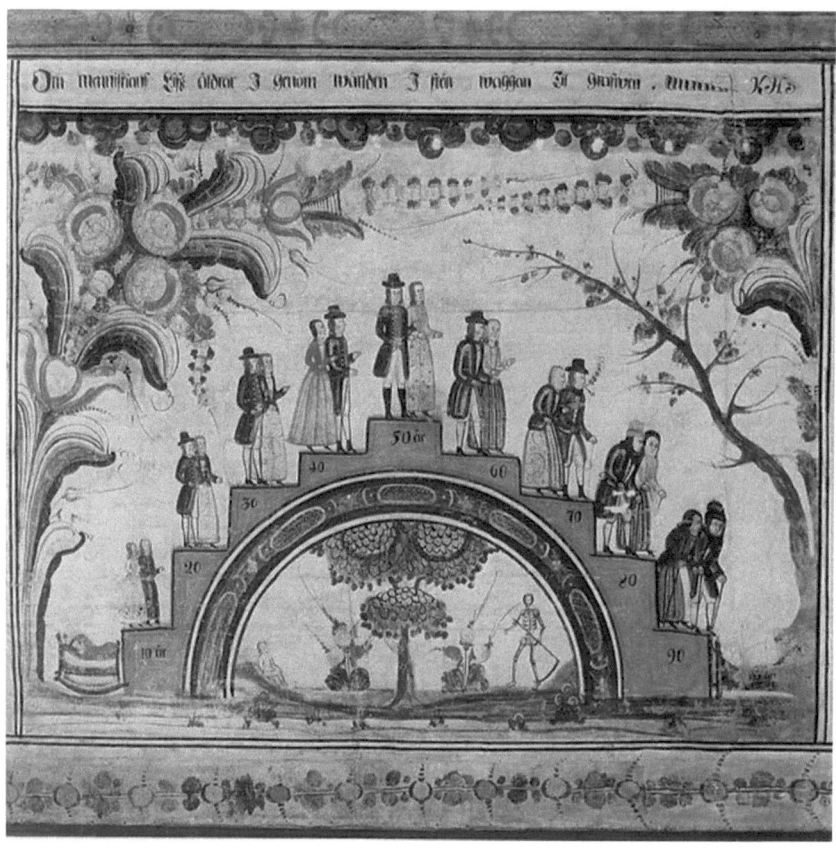

Und ein Gedicht aus dem Volksmund beispielsweise lautet:

"Zehen jar ein Kindt,
Zweinzig jar ein Jüngling,
Dreissig jar ein Man,
vierzig jar wolgethan,

---

62 Diese Lebensaltertreppe von Winter Carl Hansson findet sich auch im Internet unter folgender URL:
http://de.wikipedia.org/w/index.php?title=Datei:Kurbits_1799.jpg&filetimestamp=200902061 74058 (03.03.2010)

> Fünfzig jar still stan,
> Sechzig jar geht dichs alter an,
> Siebenzig jar ein Greis,
> Achtzig jar nimmer weis,
> Neunzig jar der Kinder Spott,
> Hundert jar: gnad dir Gott" (Volksmund, zitiert nach Amann, 1989: 23).

Den verschiedenen Altersstufen werden spezifische Charakteristika zugeordnet, die das höhere Alter (hier die letzten fünf Stufen) fast durchweg negativ beschreiben. Auch in der lateinischen Philosophie und Dichtung werden eher negativ konnotierte Altersmerkmale entwickelt, die im Verlust des Lebensglücks kulminieren (vgl. Rosenmayr 1969: 310). Als Beispiel hier ein Zitat von Wieland, das Rosenmayr zur Illustration dient:

> „Dem Alten kommt viel Noth und Ungemachs
> unmerklich übern Hals; entweder, daß er immer
> zusammenscharrt und doch, aus Furcht zu darben,
> sich den Gebrauch verweigert – oder, weil
> er alles kalt und furchtsam treibt, und überall
> Bedenklichkeiten sieht. Er zaudert immer,
> setzt immer weiter sein Ziel hinaus,
> verliert den gegenwärtigen Augenblick
> und lebt im künftigen; voller Schwierigkeiten,
> verdrießlich, übeltrauend, hat er immer was
> zu klagen, ist der ewige Leichenredner (...)" (Wieland, zitiert nach Rosenmayr 1969: 309).

Die christlichen Moralisten des Mittelalters sehen im Alter einen „vorgeschobenen Prüfstein des Todes" (Rosenmayr 1969: 310). Während der Reformation hingegen wird das Altersbild stärker mit dem Elternbild verbunden und erfährt so eine leichte Aufwertung. Dennoch wird das Alter in der Vormoderne fast durchweg eher negativ betrachtet; es wird mit körperlichem und geistigem Verfall, Not und Beschwerden assoziiert (vgl. Schimany 2003: 303, Schenda 1983, Cole, Winkler 1988).

Diesen gesellschaftlichen Vorstellungen vom Alter (Altersbilder[63]) ist allerdings gemein, dass sie das Alter rein *diskursiv* behandeln und *nicht sozialtheoretisch* orientiert sind (vgl. Conrad 1994: 16). Alter wird darüber hinaus als eine Qualität und nicht als Zeitangabe verstanden (vgl. Göckenjan 1988: 72). Dichter, Theologen, Philosophen und auch die Mediziner nehmen allein anthropologisch orientierte Wesensbestimmungen vor. Ihre Beschreibungen verbleiben fast ausschließlich auf ethologisch typisierender Ebene, d.h. das Verhältnis von

---

63 Conrad spricht hier nur eingeschränkt von Altersbildern, da sie eher den Charakter von Projektionsflächen für Übergabearrangements zwischen den Generationen hätten (vgl. Conrad 1992: 27).

Älteren zu anderen Altersgruppen oder auch zu gesellschaftlichen Teilbereichen wird nicht zum Thema gemacht. Die Gruppe der alten Menschen wird insofern nicht als eine „Teilmenge" der Gesellschaft wahrgenommen. Zwar werden den Älteren als Individuen spezielle Eigenschaften zugesprochen, und diese werden literarisch und in der bildenden Kunst typisiert, doch sie werden nicht im Widerspruch oder im Unterschied zur Gesellschaft perzipiert (vgl. Rosenmayr 1969: 308). Dies kann nach Rosenmayr u.a. damit begründet werden, dass sich das Wertesystem der Älteren und damit ihre Einstellung zu zentralen, lebensbestimmenden Fragen nicht von dem ihrer Gesellschaft unterscheiden. Und das gilt nach ihm besonders dort,

> „wo auf Grund der nach Max Weber ‚traditionalen Herrschaft' Züge der Gerontokratie im Patriarchalismus enthalten (...) [sind]. Die Ältesten (...) [sind] ja – entweder de facto oder in der sozialen Erwartung – die ‚besten Kenner der heiligen Tradition'" (Rosenmayr 1969: 308).

Die Wahrnehmung der Älteren als eine soziologisch relevante Gruppe – und damit die soziale Definition einer spezifischen Altersphase – ist in der Vormoderne aber auch deswegen nicht gegeben, so meine ergänzende, demografisch orientierte These, weil ein hohes Alter zu dieser Zeit nicht selbstverständlicher Bestandteil eines jeden Lebens, sondern die Ausnahme ist.

Ganz so umfassend, wie oben formuliert, kann die These der fehlenden Altersphase dennoch nicht aufrechterhalten werden. Denn im vormodernen Europa existieren nach Ehmer (1990) einige erste Ansätze von Sozialformen des Alters, die von der jeweiligen Familienform, der Arbeitstätigkeit und dem sozialökonomischen Entwicklungsstand der jeweiligen Region abhängen.

In *England* beispielsweise sieht Ehmer (1990) schon seit der frühen Neuzeit Familien- und Haushaltsstrukturen verbreitet, die aus heutiger Sicht als „modern" bezeichnet werden können. Aufgrund eines ausreichend entwickelten Arbeitsmarktes, eines größeren Ausmaßes an Warenproduktion und einer funktionierenden Geldwirtschaft fällt hier die Heirat häufig mit wirtschaftlicher Selbständigkeit und der Gründung eines eigenen Haushalts zusammen. Und dieser ist in der Regel räumlich getrennt von den Herkunftsfamilien des Brautpaares (vgl. Ehmer 1990: 20). Hierdurch findet nach Ehmer eine Zäsur im Lebensverlauf der Eltern statt, die als Eintritt in die Altersphase interpretiert werden kann. Denn diese leben nun allein, was zusätzlich mit dem Risiko einer Einschränkung der finanziellen Unterstützung durch ihre Nachkommen verbunden ist. Insofern kann hier bedingt vom Entstehen einer Altersphase gesprochen werden, die allerdings daraus resultiert, dass in dieser Region schon sehr früh ansatzweise erste „moderne" Entwicklungen zu verzeichnen sind.

5.1 Vormoderne

Ganz anders hingegen sieht es nach Ehmer (1990) im *süd- und osteuropäischen Raum* aus. Hier ist keine Altersphase auszumachen, da junge Paare weiterhin in einer Herkunftsfamilie leben. Es existieren große und komplexe Haushalte, in denen mehrere Paare mit ihren Kindern und weiteren Verwandten zusammenleben (vgl. Ehmer 1990: 23ff.). Und auch die alten Menschen bleiben bis an ihr Lebensende in diesen Haushaltszusammenhang eingebunden.[64] Charakteristisch ist, dass die Führung des Haushalts stets in der Hand des oder der Ältesten verbleibt, so dass sich auch in dieser Hinsicht keine spezifische Altersphase herausbilden kann. Ehmer (1990: 25) bezeichnet die englischen und die süd- und osteuropäischen Familienverhältnisse als zwei idealtypische Pole von Familienstrukturen und verweist darauf, dass die meisten Sozialformen des Alters im Europa der Vormoderne *zwischen* diesen Polen liegen.

Ein Beispiel für diese „Zwischenstellung" findet sich im *deutschsprachigen Raum*. Hier hat sich nach Ehmer in der bäuerlichen Wirtschaft in einigen Regionen die so genannte Institution des „Ausgedinges[65]" herausgebildet, die man als eine sozial konstruierte Altersphase verstehen kann (vgl. ebd., 124).[66] Sie ist dadurch gekennzeichnet, dass ältere, weniger arbeitstaugliche Bauern ihre Stellung als Vorstand des Betriebes auf ihre Nachfolger übertragen und Letzteren nun in vergleichbarer Weise wie alle anderen Mitglieder der Hausgemeinschaft unterworfen sind (vgl. ebd., 30 oder auch Rosenmayr 1978: 125, Imhof 1984: 186).[67] Je nach Ausmaß ihrer physischen Kräfte unterstützen sie den Betrieb aber weiterhin. Ihre Versorgung erfolgt in der häuslichen Gemeinschaft.

Die Institution des Ausgedinges hat nach Mitterauer (1977) die Funktion, dem Arbeitsfähigsten und Kräftigsten den Vorstand des Hofes zu übertragen, um wirtschaftlich möglichst effizient zu sein (vgl. auch Gaunt 1982: 157). Sie kann daher, so meine These, als Vorläufer des sich in der Moderne vollziehenden Rationalisierungsprozesses betrachtet werden (vgl. auch Mitterauer 1977).[68]

---

64 In der historischen Familienforschung wird diese Form des Zusammenlebens als „perennial household" bezeichnet, da sie eine dauerhafte Struktur aufweist und sich die Beziehungen im Lebensverlauf eines einzelnen Menschen nicht zyklisch verändern (vgl. Ehmer 1990: 24).
65 Cole und Winkler (1988: 41) sprechen auch von der Praxis des „Altenteils", des „Auszugs" oder des „Viertels".
66 Gaunt (1982) geht allerdings davon aus, dass diese Form der Altersversorgung in größeren Teilen Nord- und Mitteleuropas üblich war.
67 Diese Form des Besitzweitergabe setzt voraus, dass der Grundbesitz geschlossen von einer Generation auf die nächste übertragen wird. In Großteilen des deutschsprachigen Raumes herrscht allerdings das Prinzip der Realteilung. Hier übergeben Eltern den Kindern bei der Hochzeit kleine Teile des Besitzes, behalten sich aber genügend zurück, um das eigene wirtschaftliche Auskommen zu sichern und den Ansprüchen möglicher nachgeborener Kinder gerecht zu werden (vgl. Ehmer 1990: 26). Eine Zäsur, die man als Beginn einer Altersphase beschreiben könnte, lässt sich bei der Realteilung kaum ausmachen.
68 Mitterauer (1977) kann nachweisen, dass das Ausgedinge vor allem dort institutionalisiert wird, wo der Einfluss der Grundherrschaft auf land- und bodenbenutzende Betriebe besonders

Unter diesen Bedingungen müsste der Eintritt in die Phase des Ausgedinges allerdings nicht durch das chronologische Alter oder andere Normierungen bestimmt sein, sondern zumindest teilweise durch die körperlichen Kräfte und die Leistungsfähigkeit der Bauern.[69] Ehmer vermutet allerdings, dass der Übertritt in das Ausgedinge zugleich Bestandteil vielfältiger und oft konfliktreicher Familienstrategien ist, so dass kaum generalisierende Aussagen über seine Ursachen gemacht werden können (vgl. Ehmer 1990: 32, Gaunt 1982: 164f.). Nach Held (1982) scheint das Ausgedinge zudem keine sehr weit verbreitete, tatsächlich existierende Regelung zu sein. Er mutmaßt, dass es sich hier eher um eine Ideologie des generationellen Austauschs als um tatsächliche Verhältnisse handelt.

In der Stadt hingegen lässt sich keine vergleichbare Sozialform des Alters feststellen. Für den – körperlich meist weit weniger belasteten – *Handwerksmeister* besteht nach Rosenmayr (1978) keine Notwendigkeit, seinen Betrieb aufzugeben. Er führt sein Gewerbe größtenteils ein Leben lang aus (vgl. ebd., 126). Da er Eigentümer seines Betriebes ist, kann ihn zudem niemand zum Rücktritt zwingen. Die Führung des Haushalts und des Betriebes bleibt in den Händen des Ältesten, auch wenn seine physische Arbeitsfähigkeit abnimmt (vgl. auch Ehmer 1990: 24). Im Gegensatz zum Bauern ergibt sich bei ihm darüber hinaus mit zunehmendem Alter durch Erfahrungsgewinn, Geschicklichkeitssteigerung und die Anhäufung von berufsspezifischem Wissen sogar eine Erwerbssteigerung.

Einen weiteren Vorteil des alten Handwerkers gegenüber dem alten Bauern sieht Rosenmayr darin, dass dieser neben der Rolle des Produzenten *vor allem* die Rolle des Ausbilders innehat. Denn durch seine Anhäufung von „Fachwissen" ist gerade der „alte" Meister ein besonders guter Lehrmeister für junge Lehrlinge (vgl. Rosenmayr 1978: 126). Die Wechselbeziehungen zwischen Alter und Fähigkeit und Alter und Wissen, die in der personalen Konstellation nicht auswechselbar sind, begründen zugleich den hohen Status und die Macht gerade des alten Handwerksmeisters.

Auch bei anderen eher städtischen Berufsgruppen wie beispielsweise bei den *Beamten* steht die Ansammlung von Kenntnissen im Vordergrund, so dass mögliche altersbedingte körperliche Einschränkungen keine Bedeutung haben. Und auch hier gilt, dass die Älteren aufgrund ihrer nicht auswechselbaren administrativen Erfahrung ihr Leben lang in der Lage sind und die Aufgabe haben, den Nachwuchs in die Vorgänge und Geheimnisse der Amtsführung einzuwei-

---

groß ist. Um ihre wirtschaftlichen Interessen durchzusetzen, so kann man vermuten, versucht sie, durch eine rasche Erbfolge dem Leistungsprinzip zum Durchbruch zu verhelfen.
69 Das Übergabealter schwankt nach Ehmer (1990: 31) in Österreich zwischen 37 und 81 Jahren, in Finnland und Schweden zwischen dem 50 und 65. Lebensjahr.

sen (vgl. Rosenmayr 1978: 127). Der Erfahrungswert, der mit dem Alter steigt, wird so hoch angesetzt, dass das Ansehen und die Macht der Ältesten besonders hoch sind.

Es zeigt sich demzufolge, dass bei den – vor allem städtischen – Berufsgruppen, bei denen die Anhäufung von Wissen und Geschicklichkeit eine wichtige Rolle spielt, weder das chronologische Alter noch die mit zunehmendem Alter abnehmende körperliche Leistungsfähigkeit zu einer arbeitsbezogenen Zäsur im Lebensverlauf führen. Es wird so lange und in dem Ausmaß gearbeitet, in dem es den Individuen möglich ist (vgl. Rosenmayr 1969: 324, Ehmer 1990). Aber auch für Angehörige der städtischen Unterschicht – die sich nicht durch Vermögen, Besitz oder Rechtstitel auszeichnen – bleibt nach Ehmer die Versorgung durch die eigene Arbeit im Alter dominant (vgl. Ehmer 1990: 38). Städtische und auch kirchliche Verwaltungen unterstützen sie, indem sie eine Reihe von körperlich weniger belastenden Berufen – wie Torwächter, Totengräber etc. – speziell den älteren Menschen vorbehalten. Und wenn auch das nicht möglich ist, bleibt ihnen nur das Betteln oder die Armenpflege (vgl. ebd., Cole, Winkler 1988: 43).[70]

Es lässt sich festhalten, dass Ältere in vormodernen Gesellschaften überwiegend nicht als eine eigene soziale Gruppe – in Abgrenzung zur übrigen Gesellschaft – betrachtet werden. Weder aufgrund von Familienstrukturen – mit Ausnahme der Regionen, in denen sich schon früh erste „moderne" Ansätze zeigen – noch vor dem Hintergrund der Arbeitstätigkeit wird eine typische Altersphase konstruiert, der die Älteren zugeordnet werden. Die Individuen vormoderner Gesellschaften arbeiten so lange und in dem Ausmaß, wie sie dazu physisch in der Lage sind (vgl. Rosenmayr 1969: 324, Ehmer 1990). Die ökonomische Notwendigkeit erfordert es, dass die Arbeit im Leben des Einzelnen erst mit dem Tod ihr Ende nimmt. Was allerdings die *Leitung* eines eigenen „Produktionsbetriebes" (ländlicher Bauernhof, städtische Werkstatt etc.) angeht, so lassen sich Unterschiede in Abhängigkeit von verschiedenen Berufsgruppen belegen (vgl. Rosenmayr 1978: 125ff.).

5.1.3 Zusammenfassung

Auf der Basis der erläuterten empirischen Befunde lassen sich für diese Epoche folgende „Wahlverwandtschaften" formulieren: Gesellschaftliche Rahmenbedingungen wie die mangelnde Agrarproduktion, eine unterentwickelte Infra-

---

70 Göckenjan (1988: 76) stellt fest, dass es auch in der Armenpflege keinen gesonderten Diskurs über das Alter gibt. Hier überlagert die Qualifizierung „arm" die Einordnung als „alt". Von der Armenpflege akzeptiert wird Gebrechlichkeit und Leistungsunfähigkeit und in diesem Zusammenhang spielt das chronologische Alter keine Rolle (vgl. ebd., 80).

struktur und eine ungenügende medizinische Versorgung gehen einher mit der Uneinschätzbarkeit der – meist kurzen – Lebensspanne, verbunden mit einer lebenslangen potenziellen Todesnähe.

Daher wird der Tod von den Individuen als ein ganz alltägliches, „normales" und jederzeit mögliches Ereignis wahrgenommen. Er wird als eine *Gefahr* – als eine diffuse, externe Bedrohung – interpretiert, der man hilflos ausgeliefert ist. Die perzipierte Uneinschätzbarkeit der eigenen Lebensspanne findet auf der Subjektebene in der *fehlenden Entwicklung einer biografischen Perspektive* ihren Ausdruck: Die Individuen entwerfen keine langfristigen (Lebens-)Pläne, die allein auf das eigene Leben bezogen wären. Immer steht ein *über*individueller Zusammenhang – wie Besitz oder eine Position im sozialen Gefüge – im Vordergrund. Langfristigkeit erhält nur vor dem Hintergrund größerer gesellschaftlicher Zusammenhänge Bedeutung. Darüber hinaus zeichnet sich das Selbstverständnis der Individuen durch einen Mangel an Individualität aus. Das „Ich" wird nicht in seiner Individualität, sondern als „*Rollenträger*" in einem größeren gesellschaftlichen Zusammenhang konzipiert. Denn nur überindividuelle Strukturen und Prinzipien scheinen in der Lage zu sein, dem Individuum das nötige Gefühl von Sicherheit und Gewissheit zu geben.

Aufgrund der unkalkulierbaren Lebensspanne sind die zentralen Lebensereignisse (wie Heirat und Geburt der Kinder) über den gesamten Lebenslauf verstreut. Das hat zur Folge, dass sich keine auf den Lebenslauf oder auf das chronologische Alter bezogenen Institutionen in Richtung eines typischen Familienzyklus der Vormoderne herausbilden. Insofern entwickelt sich auch *keine Phase des (hohen) Alters*, die sich systematisch von anderen Altersphasen abgrenzen ließe; mit Ausnahme einiger weniger Sozialformen des Alters, die sich in den Regionen zeigen, in denen schon erste moderne Entwicklungen registriert werden können. Auch hinsichtlich der Arbeitstätigkeit können keine systematischen Unterschiede zwischen Älteren und der übrigen Bevölkerung ausgemacht werden. Die ökonomische Notwendigkeit erfordert es, dass jeder, ob auf dem Land oder in der Stadt, bis zum Lebensende arbeitet. Zwar gibt es gesellschaftliche Vorstellungen über alte Menschen (gesellschaftliche Altersbilder), dennoch werden diese nicht als eine von anderen Altersgruppen abgrenzbare Gruppe – im Widerspruch oder im Unterschied zur Gesellschaft – wahrgenommen.

5.2 Erste bzw. einfache Moderne

Neue Arbeitstechniken ermöglichen die Steigerung der Lebensmittelproduktion in Europa. Durch bessere Bewirtschaftung des Landes, mit der Einführung neuer Futterpflanzen und einer gezielten Zucht von Milchkühen beginnt sich die

5.2 Erste bzw. einfache Moderne

„Nahrungslücke" allmählich zu schließen (vgl. Höpflinger 1997: 151). Darüber hinaus kommt es zu einem Ausbau der Transportwege, einer Zunahme an medizinischer Versorgung, der Einführung öffentlicher und privater Hygienemaßnahmen und zu einer Zunahme an Bildung in der Bevölkerung.

Parallel dazu zeigt sich ab etwa 1750 eine abnehmende Fluktuation der Mortalität durch das zunehmende Ausbleiben der nicht vorhersehbaren und nicht kalkulierbaren „Krisenmortalität" (durch Hunger, Seuchen und Kriege[71]). Vor allem ihre extremen Ausschläge werden geringer. In Deutschland setzt diese Entwicklung allerdings erst etwas später ein (vgl. Ehmer 2004: 35). Ab ca. 1850 zeichnet sich – auch in Deutschland – zudem eine stetige Verringerung der Sterblichkeit ab, verbunden mit einer weiteren Abnahme ihrer Schwankungen. Die Lebenserwartung beträgt nun bis zu 70 Jahre. Gleichzeitig gelingt es den Menschen immer besser, die „Restmortalität" unter Kontrolle zu bringen (vgl. Imhof 1988: 48). Die eigene, grundsätzlich mögliche Lebensspanne kann so sehr viel sicherer vorhergesehen werden.[72]

Diese Steigerung des tatsächlichen Lebensalters und damit verbunden die zunehmend sichere Erwartung eines längeren Lebens sind eine Folge veränderter gesellschaftlicher Rahmenbedingungen – der *Domestizierungsprozesse* in der Moderne – und gleichzeitig Anstoß für wichtige gesellschaftliche Veränderungen wie dem Wandel des individuellen Selbstverständnisses und der lebenslaufbezogenen Institutionenbildung, so lautet die grundlegende Annahme. Vor dem Hintergrund der von van der Loo und van Reijen diagnostizierten Modernisierungsprozesse wird diese These nun weiter präzisiert: Es wird vermutet, dass die zunehmende Gewissheit, über ein längeres Leben verfügen zu können, eine wichtige Voraussetzung für die mit Beginn der Moderne einsetzende *Individualisierung* bildet, die ihren Ausdruck in Veränderungen auf der individuellen und (lebenslaufbezogenen) institutionellen Ebene findet.

Der Individualisierungsprozess wird von vielen Klassikern der Soziologie diagnostiziert (vgl. z.B. Weber 1920, Simmel 1913, Durkheim 1893 etc.). Und Bonß (2001) bezeichnet ihn sogar als ein *Basisprinzip* der Moderne. Knapp und sehr allgemein formuliert zeigt er sich darin, so die gängige Definition, dass das Individuum zunehmend der zentrale Bezugspunkt für sich selbst und die Gesellschaft wird (vgl. z.B. Junge 2002: 7, Beck, Bonß, Lau 2001, Beck 1986). Das

---

71 Die Zeit zwischen den Napoleonischen Kriegen und dem Ersten Weltkrieg ist eine vergleichsweise friedliche Periode.
72 Die Veränderungen der Mortalität in dieser Phase werden stark vereinfacht, unter Vernachlässigung verschiedener Schwankungen innerhalb dieser Phase, dargestellt, um die Tendenz der Entwicklung deutlicher hervorzuheben. Zudem verbergen sich hinter diesem allgemeinen Trend Unterschiede nach Alter, Geschlecht, Region und sozialer Stellung, die hier ebenfalls aus dem gleichen Grund vernachlässigt werden. Vgl. hierzu ausführlich Ehmer 2004.

Individuum wird zum Kern der Entwicklung seines Lebensverlaufs, seiner Identität und seiner privaten Lebensführung. Beck – einer der bekanntesten Vertreter der Individualisierungsthese in der Gegenwart – unterscheidet zwei Dimensionen der Individualisierung: einmal die *objektive Veränderung der Lebenslagen und Lebensverläufe* im Zuge der so genannten „institutionellen Individualisierung", zum anderen die veränderte *subjektive Wahrnehmung der eigenen Identität* in diesem Prozess (vgl. Beck 1986: 206ff.). Beide Dimensionen erfahren nach ihm Veränderungen vor dem Hintergrund folgender Prozesse: Der

> „Herauslösung aus historisch vorgegebenen Sozialformen und -bindungen im Sinne traditioneller Herrschafts- und Versorgungszusammenhänge (...), [dem] Verlust von traditionalen Sicherheiten im Hinblick auf Handlungswissen, Glauben und leitende Normen (...) und (...) [einer neuen] Art der sozialen Einbindung" (Beck 1986: 206).

Im Sinne der Theorie reflexiver Modernisierung wird Individualisierung sowohl als eine Gefährdung des Individuums als auch als seine Befreiung interpretiert. Mit ihr werden „riskante Freiheiten" verbunden (vgl. Beck, Beck-Gernsheim 1994).

In dieser Untersuchung wird von einem Zusammenhang zwischen der Individualisierung und der zunehmend sichereren Erwartung eines längeren Lebens ausgegangen bzw. vermutet, dass *das relativ sicher erwartbare höhere Lebensalter eine notwendige Voraussetzung für Individualisierungsprozesse bildet.*

5.2.1 Subjektebene

Die zunehmend sichere Erwartung eines langen Lebens kann als eine zuverlässige Basis für Kontinuitätserfahrungen und Stabilitäts- und Gewissheitsüberzeugungen interpretiert werden, so die These. Und unter diesen Voraussetzungen, so die weitergehende Argumentation, kann die eigene Individualität bzw. Besonderheit das individuelle Selbstverständnis prägen und die Individuen können eine eigene biografische Perspektive entwickeln.

Auch für diesen Zeitraum kann anhand selbstbiografischer Dokumente[73] – idealtypisch vereinfacht dargestellt – nachvollzogen werden, welche Charakteristika das Selbstverständnis der Individuen dieser Zeit prägen.[74] In den Dokumenten tritt das Individuum nun zunehmend mit seiner Besonderheit und Uner-

---

73 Siehe hierzu den Exkurs in Kapitel 5.1.1.
74 Auch hier ist es wiederum schwierig, die typischen Charakteristika der Selbstdeutungen aus den unterschiedlichen Textgattungen herauszuarbeiten, die darüber hinaus in dem sehr großen Zeitraum der so genannten Ersten Moderne entstanden sind. Dennoch lassen sich einige wichtige Merkmale belegen, die den Großteil der Dokumente prägen.

5.2 Erste bzw. einfache Moderne

setzlichkeit in den Mittelpunkt der Aufmerksamkeit (vgl. Wuthenow 1974: 21). Darüber hinaus wird über das eigene Leben im zeitlichen Zusammenhang, mit einer biografischen Perspektive, berichtet (vgl. Rein 1989: 335). Es wird eine „entwicklungsgeschichtliche[75]" Konzeption entworfen, die „um das eigene und vom eigenen Ich organisiert ist" (Kohli 1983: 141). Es zeigen sich insofern deutliche *Individualisierungstendenzen* im Selbstverständnis der Individuen der Moderne.

In den autobiografischen Niederschriften macht die Beschreibung des Selbst als Rollenträger nun einer *persönlichen Perspektive* Platz, die um das eigene Ich herum organisiert ist (vgl. Rein 1989: 333f., Kohli 1985: 12, Wuthenow 1974: 21). Übergeordnete, überindividuelle Horizonte wie allgemeine gesellschaftliche Vorgaben, Familientraditionen etc. treten in den Hintergrund. Es wird vor allem das Recht der individuellen Existenz zur Geltung gebracht (vgl. Dilthey 1989: 27). Ein starkes Interesse der Individuen an den bedeutenden und auch unbedeutenden Ereignissen ihres individuellen Lebens wird sichtbar.[76] Ziel der selbstbiografischen Zeugnisse dieser Zeit ist die immer genauere Erfassung der individuellen Existenz in ihrer Unabhängigkeit. Nach Misch gilt: „Der eigenste Kern der europäischen Selbstbesinnung (…) ist die Gestaltung des Lebens aus dem Bewußtsein der *Persönlichkeit*" (Misch 1907: 8, kursiv nicht im Original).

Geradezu idealtypische Beispiele für diese Form des Selbstverständnisses sind *„Anton Reiser"* von Karl Philipp Moritz und *„Wilhelm Meisters Lehrjahre"* von Johann Wolfgang von Goethe, wenn auch auf unterschiedliche Art, beides Bildungsromane mit stark autobiografischem Charakter. Moritz betont schon im Vorwort sein Ziel, „die Aufmerksamkeit des Menschen mehr auf den Menschen selbst zu heften, und ihm sein individuelles Dasein wichtiger zu machen" (Moritz [1785]1987: 8). Beide Protagonisten stimmen in ihrem Wunsch überein, nicht die Erfüllung gesellschaftlicher Anforderungen anzustreben, sondern die Entwicklung und Entfaltung des eigenen Selbst. Beide widersetzen sich daher einer Integration in die jeweils vorgegebene Lebensordnung, angetrieben durch das Verlangen nach individueller Persönlichkeitsentfaltung.[77]

Moritz ([1785]1987) schreibt den ersten psychologischen Roman (1785-90), in dem er die Lebensgeschichte *Anton Reisers* entfaltet, eine Geschichte, die zugleich seine eigene ist. Hierin schildert er seine Suche nach neuen individuellen Wegen, mit dem Ziel, eine anerkannte Persönlichkeit zu werden. Die Vor-

---

75 Dieser Begriff lässt sich auf Lepenies (1976) zurückführen.
76 Vgl. Rein 1989: 342, Moritz [1785]1987: 8, Müller 1989: 462.
77 Die Widersprüchlichkeit zwischen dem Bild eines freigesetzten Individuums, das seine Persönlichkeit frei entfalten kann, und den weiterhin vorhandenen gesellschaftlichen Einschränkungen für die Subjektivität zeigt sich besonders deutlich bei Anton Reiser, dessen Selbstbild zeitlebens von Zerrissenheit und Selbstentfremdung geprägt bleibt.

aussetzungen dafür sind allerdings denkbar schlecht, denn die Erfahrungen *Anton Reisers*, der in einem kleinbürgerlichen Milieu aufwächst, sind durch Einschränkung, Unterdrückung, Entfremdung und Missachtung seiner individuellen Lebensbedürfnisse gekennzeichnet (vgl. Born-Wagendorf 1988: 42ff.). Dennoch will er sich den einengenden Verhältnissen seiner niederen sozialen Herkunft nicht beugen. Er betont:

> „Ich stelle mich auf die unterste Stufe, worauf mich der Zufall versetzen konnte, und gebe keinen von meinen Ansprüchen auf die Rechte der Menschheit auf. Ich fordre so viel Freiheit und Muße als nöthig ist, über mich selbst, über meine Bestimmung, und meinen Werth als Mensch zu denken" (Moritz, zitiert nach Schrimpf 1963: 109).

Um den unterdrückenden Verhältnissen zu entkommen, begibt er sich u.a. auf Reisen (vgl. Moritz ([1785]1987: 179ff.). Seine Wanderungen sind Ausdruck seines Bestrebens nach Veränderung seines gesellschaftlichen Zustandes. Nur unterwegs hat er das Gefühl sozialer Ungebundenheit, so dass er seine Individualität als befreit erleben kann (vgl. ebd., 405). Dennoch ist *Anton Reiser* am Ende des Romans genauso weit weg von einer geglückten Identitätsbildung wie am Anfang (vgl. Born-Wagendorf 1988: 60). Den gesamten Roman durchzieht die Kontinuität eines mangelnden Ichgefühls, das eine selbstbewusste Identität verhindert. Nichtsdestotrotz beschreibt Moritz seinen Lebensverlauf als die unermüdliche Suche nach Individualität, die er als etwas Begehrenswertes begreift. Born-Wagendorf (1988) erläutert seine „Suche" folgendermaßen:

> „Die vielen Formen der Eitelkeit, des Ehrgeizes, der Sucht nach Beifall und Anerkennung, des Wunsches hervorzutreten, (...) aufzufallen und sei es negativ, geliebt und wichtig genommen zu werden, die Reiser auf seinem Lebensweg durchprobiert, sind Ausdruck dafür, dass er danach strebt, *seinem* (...) Dasein Sinn und Wert zu verschaffen" (Born-Wagendorf 1988: 62, kursiv nicht im Original).

Wilhelm Meister, der Protagonist der Goetheschen Autobiografie „Wilhelm Meisters Lehrjahre" hat es hingegen sehr viel leichter. Aufgewachsen in einem großbürgerlichen Milieu kann er seine subjektiven Bedürfnisse und Wünsche unter entwicklungsfördernden Bedingungen prüfen und ausleben (vgl. Born-Wagendorf 1988: 75). Die häusliche Atmosphäre begünstigt die Entwicklung seiner reichen Anlagen, seiner Phantasie, Leidenschaft und Liebe zur Kunst. Sein Ziel ist es, „mich selbst, ganz wie ich bin, auszubilden, das war dunkel von Jugend auf mein Wunsch und meine Absicht" (Goethe, zitiert nach Born-Wagendorf 1988: 82). Sein Leben ist bestimmt von seinem Wunsch nach individueller Selbstverwirklichung. Er ist vom Drang nach vollkommener Entfaltung seiner körperlichen und geistigen Anlagen beseelt. Auf verschiedensten

Um- und Irrwegen versucht er, sein Ich zu finden. Vor allem vom Theater erhofft er sich zum einen die Möglichkeit zur Selbstentfaltung, zum anderen die Chance auf eine sinnvolle gesellschaftliche Tätigkeit.

Trotz der besseren Ausgangsbedingungen vollzieht sich auch *Wilhelms Meisters* Entwicklungsgang als ein schwieriger dialektischer Prozess zwischen seiner inneren Ich-Suche und der objektiven gesellschaftlichen Realität. Unter dem Anspruch der Selbstfindung wandelt er ständig in einem krisenhaften Wachstumsprozess in beiden „Welten", um am Ende dennoch weit entfernt zu sein von der Entwicklungsstufe eines selbstbewussten, autonomen und mit sich selbst übereinstimmenden Individuums. Das Ende des Romans spiegelt die Probleme der Entwicklung von Individualität in der bürgerlichen Gesellschaft wider, weist aber zugleich darauf hin, wie wichtig für *Wilhelm Meister* die eigene Identitätsentfaltung ist.

Wird nun wiederum von einem Zusammenhang zwischen *Selbstdarstellung* und individuellem *Selbstverständnis* ausgegangen (vgl. Wuthenow 1974: 22), so kann gefolgert werden, dass sich der Einzelne zunehmend als ich-zentriertes Subjekt versteht, das sich als abgegrenzte Einheit von anderen unterscheidet und sich in seinem Denken und Handeln auf sich selbst bezieht. Damit wird zugleich die Entfaltung einer eigenen Persönlichkeit und die aktive Gestaltung des eigenen Lebens zu einer selbst zu verantwortenden Aufgabe. „Das Prinzip der Freiheit erscheint jetzt als die letzte Errungenschaft, und keine Autorität kann gegen die Freiheit des Selbst noch geltend gemacht werden", so betont Wuthenow (1974: 10).

In den historischen Studien von Elias (1997) zum Zivilisationsprozess wird ein weiteres Merkmal des individuellen Selbstverständnisses in der Ersten Moderne herausgearbeitet: Das zunehmende Entwerfen einer *biografischen Gesamtperspektive*. Elias sieht die entscheidende Veränderung auf individueller Ebene in der zunehmenden Affektkontrolle, d.h. in einer Verlagerung von Spontaneität, die durch äußeren Zwang kontrolliert wird, zu internalisierter Selbstkontrolle, insofern zu „psychischem Zwang". Dieser Selbstzwang impliziert nach ihm zugleich einen Zwang zur „Langsicht", mit anderen Worten die Notwendigkeit zu längerfristiger Perspektivität und darauf gestützter Planung des Handelns. Vergleichbares beschreibt auch Weber ([1922]1988) in seiner protestantischen Ethik. Denn die „methodische Lebensführung" der Protestanten unterscheidet sich gerade durch ihre Langzeitperspektive vom Leben der katholischen Gläubigen des Mittelalters.

Auch dieses Merkmal spiegelt sich in den selbstbiografischen Texten wider: Die Darstellung des Lebenslaufs erfolgt nun zunehmend aus einer *biografischen, entwicklungslogischen Perspektive*. Es wird das *Werden* des Individuums, die Darstellung seines gesamten Lebenslaufs vor dem Hintergrund seiner *Entwicklung* in den Mittelpunkt gerückt. Dieses Charakteristikum setzt sich allerdings in Bezug auf die verschiedenen gesellschaftlichen Schichten ungleichzeitig durch (vgl. Sackstetter 1988: 127). Fuchs u.a können zeigen, dass sich diese so genannte „Biographisierung des Lebens" im Schichtaufbau der Gesellschaft von „oben nach unten" vollzieht (Fuchs 1984: 91, vgl. auch Kohli 1985: 13, 1983: 142).

Auch diese *Verzeitlichung des Lebens* lässt sich gut an den Darstellungen *Wilhelm Meisters* und *Anton Reisers* veranschaulichen, denn beide Protagonisten versuchen, ihre Identität als sinnhafte Einheit einer eigenen Lebensgeschichte herzustellen (vgl. Born-Wagendorf 1988: 7): Schon im Vorwort zu *Anton Reiser* weist Moritz ([1785]1987: 7) indirekt auf die Wichtigkeit der zeitlichen Perspektive hin:

> „Wer den Lauf der menschlichen Dinge kennt, und weiß, wie dasjenige oft im Fortgang des Lebens sehr wichtig werden kann, was anfänglich klein und unbedeutend schien, der wird sich an die anscheinende Geringfügigkeit mancher Umstände, die hier erzählt werden, nicht stoßen".

Wilhelm Meisters Entwicklungsweg wird bestimmt von der Auseinandersetzung mit seinem eigenen Lebensplan, den er in einem Spannungsfeld zwischen der vorgegebenen Bestimmung für das elterliche Geschäft und seinem Anspruch auf Persönlichkeitsentfaltung entwirft. Wenn auch zum Teil auf Irr- und Umwegen, so ist er dennoch stets bestrebt, sein Bildungsideal einer „universal gebildeten Persönlichkeit" im Laufe seines fortschreitenden Lebens immer mehr zu verwirklichen. Die vollkommene Entfaltung seiner körperlichen und geistigen Anlagen – die persönliche Perfektionierung – gilt ihm als das höchste anzustrebende Ziel eines sinnvollen Lebens (vgl. Born-Wagendorf 1989: 3f.). Und auch *Anton Reiser* bildet ein Selbstverständnis heraus, das ihn veranlasst, einen mehr oder weniger konkreten langfristigen Plan zu entwerfen, der von individuellen Bedürfnissen und Wünschen bestimmt ist. Auch bei ihm ist die Entwicklung und Entfaltung des eigenen Selbst das Ziel seines individuell gewählten Lebensweges.[78] Es zeigt sich der Versuch beider Protagonisten, ihre Identität in Form der *Biografisierung ihrer eigenen Lebensgeschichte* herzustellen.

Nun sind Parallelen zwischen einer höheren Lebenserwartung und dem Entwickeln eines individualisierten Selbstbildes leichter nachzuzeichnen als

---

78 Nach Kohli (1983: 141) ist es bezeichnend, dass die erste voll ausgeführte entwicklungsgeschichtliche Autobiografie von Karl Phillip Moritz („Anton Reiser") zeitgleich mit dem „Magazin zur Erfahrungsseelenkunde" entstanden ist, das den Beginn der empirischen (Entwicklungs-)Psychologie markiert. Nach ihm handelt es sich hier um eine Parallele zum Strukturwandel, dem Lepenies (1976) für diese Zeit für die Naturwissenschaften beschreibt und als „Verzeitlichung" charakterisiert.

schlüssig zu bestimmen. In der soziologischen Literatur herrscht Einigkeit darüber, dass die zunehmende Konzentration auf die Individualität des Menschen aufs Engste mit der „Freisetzung des neuzeitlichen Menschen aus feudalen (...) Bindungen, (...) [der] Entwicklung frühkapitalistischer Formen des Handels und der Konkurrenz und (...) [der] selbstbewusste[n] ‚Entdeckung' des ‚Ich'" verknüpft ist.[79] Es steht darüber hinaus außer Frage, dass die zunehmende Ich-Zentrierung auch darauf zurückzuführen ist, dass dem Individuum durch den Verlust religiöser Sicherheiten nur die Gewissheit seiner selbst bleibt. Dem möchte ich nicht widersprechen. Allerdings möchte ich eine ergänzende These hinzufügen: Ich vermute, *das sicher erwartbare höhere Lebensalter ist eine weitere wichtige Voraussetzung dafür, den Weg zur Entwicklung einer eigenen Persönlichkeit zu ebnen* (vgl. hierzu auch Sackstetter 1988: 126). Denn erst ein annähernd einschätzbares, höheres Lebensalter bietet meiner Meinung nach die notwendige Basis, um aus dem eigenen Selbst Gewissheit, Kontinuität und Sinn schöpfen zu können. Und erst vor diesem Hintergrund können sich Individualisierungstendenzen zeigen bzw. kann sich das Bedürfnis entwickeln, sich selbst zum zentralen Bezugspunkt des eigenen Lebens zu machen. Ein Leben, das ständig vom Tod bedroht ist, erlaubt eine derartige Fokussierung nicht.[80]

Und auch die nach Rein (1989: 342) zweite Wurzel der Individualisierung, das wachsende Interesse der Individuen an den Entwicklungsprozessen ihres eigenen Lebens – des Werdens –, muss vor dem Hintergrund einer höheren Lebenserwartung gesehen werden. Erst wenn die Individuen davon ausgehen können, länger zu leben, so die These, kann sich eine verzeitlichte Perspektive auf das eigene Leben herausbilden. Erst dann lohnt sich beispielsweise eine individuelle Lebens- und Karriereplanung (vgl. auch Höpflinger 1997: 175, Cole, Winkler 1988: 53). Denn: Mit dem besser einschätzbaren und gleichzeitig höheren Lebensalter, so die Argumentation, wird den Individuen zum einen ein gestaltbarer Handlungsspielraum in der *Zukunft* geschaffen, der ihnen in früheren Zeiten nicht zur Verfügung stand. Es ergibt sich ihnen dadurch eine generelle Zunahme an Lebenschancen (vgl. Spree 1992: 10). Zum anderen können die Individuen erst durch den Einbezug einer längeren *Vergangenheit* (als Deutungsgrundlage) einen zusammenhängenden, einheitlichen Lebensvollzug entwickeln. Es ist – mit Dilthey gesprochen – die zunehmende „Breite des eigenen Lebens", die eine wesentliche Grundlage des *geschichtlichen* bzw. *verzeitlichten* Sehens bildet (Dilthey [1927]1989: 30). Dieses verzeitlichte Verständnis des

---

79 Abraham 2002: 140. Vgl. auch Born-Wagendorf 1989, Alheit, Dausien 1990, Wuthenow 1974: 42, Burckhardt 1955, Junge 2002.
80 Auch nach Cole und Winkler (1988: 52) bildet die längere Lebenserwartung einen wichtigen Rahmen zur Entwicklung individueller Tugenden wie z.B. Selbstkontrolle, Sparsamkeit und langfristige Planung.

individuellen Lebens baut darauf auf, dass Ereignisse der Vergangenheit mit der Gegenwart und der Zukunft verknüpft werden können; dass die Erinnerung, das Erleben der Gegenwart und die Wünsche für die Zukunft zueinander in Beziehung gesetzt werden können. Das relativ sicher erwartbare höhere Lebensalter bildet daher eine wesentliche Voraussetzung für das Entwickeln einer zeitlichen, biografischen Perspektive, für das Entwickeln eines Lebensplans.

Aber es können nicht nur Wechselbeziehungen zwischen dem *erwartbaren* höheren Lebensalter und der zunehmenden Ich-Zentrierung aufgespürt werden. Ebenso lassen sich Wechselbeziehungen zwischen der stärkeren Ich-Bezogenheit und dem *tatsächlichen* höheren Lebensalter ermitteln. Denn indem sich die Individuen zunehmend als aktiv gestaltende, handlungsfähige Subjekte begreifen, fühlen sie sich zugleich immer mehr in der Lage, lebensbedrohende Krankheiten mit eigenen Mitteln aktiv zu bekämpfen oder kontrollieren zu können; so lässt sich auf der Basis historischer Befunde vermuten (vgl. Schimany 2003: 98). An die Stelle der fatalistischen und passiven Hinnahme des möglichen Todes in der Vormoderne, der als eine *Gefahr* wahrgenommen wird, tritt nun eine aktivistische Einstellung zur Bewältigung des Todes (vgl. Höpflinger 1997: 151). Mögliche todbringende Krankheiten werden in der Ersten Moderne – nach Höpflinger und mit dem Instrumentarium der Theorie reflexiver Modernisierung formuliert – zunehmend als berechenbare und bewältigbare *Risiken* perzipiert, die eine Herausforderung an die eigene Handlungsfähigkeit darstellen (vgl. ebd.).[81] Die Individuen entwickeln zunehmend eigene Strategien, um den Tod aktiv zu bekämpfen. Diese können vor dem Hintergrund einer modernisierungstheoretischen Argumentation als *Domestizierungsstrategien* verstanden werden.

Wichtige, diese These unterstützende Indizien ergeben sich beispielsweise aus der Betrachtung des mütterlichen Denkens und Handelns. Mit der Verbreitung der Lesefähigkeit – die im Rahmen der Einführung der allgemeinen Schulpflicht einsetzt[82] – informieren sich Mütter, so Schimanys Befunde, verstärkt über Gesundheitsbedingungen und Möglichkeiten des Umgangs mit Krankheiten, was mit einer Verbesserung der Säuglings- und Kinder-Sterblichkeitsverhältnisse einhergeht (vgl. Schimany 2003: 113).[83] Durch eigenverantwortlich ergriffene Hygienemaßnahmen, durch Stillen (als Schutz gegen gastrointestinale

---

81 Es setzt eine Epoche ein, in der „das Vertrauen zu der Kraft der menschlichen Vernunft größer ist als das Bedürfnis nach Orientierung und Anleitung durch Traditionen und Autorität", so beschreibt es Blankertz (1982: 21).

82 Sie wird in Deutschland mit der preußischen Schulreform von 1809 – 1819 eingeführt (vgl. Schimany 2003: 113). Soziokulturelles Wissen und überlebensfördernde Kenntnisse können sich somit erstmals rasch akkumulieren und verbreiten.

83 Dabei greifen sie vor allem auf Informationen von Ärzten zurück, die öffentlich die Idee der Vermeidbarkeit des Todes propagieren (vgl. Ehmer 2004: 99).

5.2 Erste bzw. einfache Moderne

Erkrankungen) und durch häusliche Pflege werden insbesondere die oft tödlich verlaufenden Verdauungstraktkrankheiten von Säuglingen in steigendem Maße erfolgreich bekämpft.[84]

Parallel dazu zeigt sich nach Aussage verschiedener Historiker und Soziologen ein Wandel in der Mutter-Kind-Beziehung, der ebenfalls entscheidend zur Verringerung der Säuglings- und Kindersterblichkeit beiträgt (vgl. z.B. Shorter 1977: 231, Höpflinger 1997: 147). Er zeigt sich in Form einer Intensivierung dieser Beziehung, in der sich entwickelnden so genannten „Mutterliebe".[85] Auch das Entstehen der „Mutterliebe" kann als eine Folge des neuen, individualisierten Selbstbildes verstanden werden. Denn in dem Maße, in dem die Individuen sich und andere nun in ihrer jeweiligen Individualität und Unersetzlichkeit wahrnehmen und anerkennen, so kann argumentiert werden, in dem Maße wird auch den Kindern eine eigene Persönlichkeit zugesprochen. Und in dem Maße, indem auch die Kinder nun eine zunehmend sicher erwartbare längere Lebensspanne haben, so die weiterführende These, in dem Maße können es sich Mütter auch „leisten", eine emotionale Bindung zu ihnen aufzubauen und in ihre Zukunft zu „investieren" (vgl. auch Höpflinger 1997: 175). Die Familien – und insbesondere die Mütter – beginnen sich um die Kinder herum zu organisieren, so beschreibt es Höpflinger (1997: 153).[86] Sie sind bemüht, diese aus der vormodernen Anonymität zu befreien und sie in ihrer Individualität anzuerkennen und zu schätzen (vgl. auch Ariès 1976: 48). Und gerade vor diesem Hintergrund wird das mögliche Sterben eines Säuglings oder Kindes für sie zu einer schmerzvollen Erfahrung, die um jeden Preis verhindert werden soll.[87]

Für die „neue Anerkennung" des Kindes lässt sich ein weiteres Indiz ausmachen, das zugleich einen Anhaltspunkt dafür liefert, dass mit dem individuellen Leben nun eine längere Lebensspanne assoziiert wird: die Ausdehnung der Schulausbildung. Während die Kinder in der Vormoderne im Alter von sieben bis neun Jahren das Elternhaus verlassen und in anderen Häusern häusliche Dienstleistungen erfüllen, tritt nach Ariès in der Moderne die Schulbildung an diese Stelle (vgl. Ariès 1976: 509ff.). Ziel der sich immer weiter ausdehnenden Schulbildung ist es, die Kinder gründlich auf die Gefahren und Möglichkeiten des Erwachsenenlebens vorzubereiten, ihnen das Rüstzeug für ihr späteres Le-

---

84 Vgl. hierzu Spree 1992: 49f., Imhof 1988: 28, Shorter 1977: 231.
85 Vgl. hierzu Shorter 1977: 196, Höpflinger 1997, Rosenmayr 1978: 200ff.
86 Die Reduktion der Säuglings- und Kindersterblichkeit wird nach Höpflinger (1997: 153) sozusagen durch eine erhöhte Häuslichkeit „bzw. ‚Domestifikation' von Frauen ‚erkauft'".
87 Daher empfiehlt es sich, die Anzahl der Kinder zu beschränken, um sich ihnen jeweils besser widmen zu können (vgl. Ariès 1976: 48). Rückgang der Kindersterblichkeit, intensive Mutter-Kind-Beziehungen und allgemeiner Geburtenrückgang haben sich nach Höpflinger wechselseitig verstärkt (vgl. Höpflinger 1997: 176).

ben zu verschaffen; ein Hinweis darauf, dass mit ihrem Leben eine längere Lebensspanne verbunden wird.[88]

Anhaltspunkte dafür, dass auch eine religiös fundierte Orientierung am eher individualistischen Selbstbild – das eine *aktiv gestaltende* Persönlichkeit impliziert – das Sterblichkeitsrisiko im 19. Jahrhundert senkt, können aus einer Studie von Pfister (1994: 44) gewonnen werden. Pfister nimmt am Beispiel der Stadt Oppenheim einen Vergleich zwischen der protestantischen und katholischen Bevölkerung vor und kann belegen, dass in der gemischt-konfessionellen Kleinstadt Katholiken unter vergleichbaren sozialen und ökologischen Bedingungen erheblich früher sterben als Protestanten. Und vor dem Hintergrund, dass – z.B. nach Weber (1988) – gerade bei protestantischen Glaubensrichtungen das individualisierte Selbstbild eine herausragende Rolle spielt, kann vermutet werden, dass Letzteres nicht ganz ohne Einfluss auf die Lebensspanne bleibt. Für diese These könnte auch das deutliche Nord-Süd-Gefälle bei der Säuglings- und Kindersterblichkeit in dieser Zeit sprechen (vgl. Ehmer 2004: 37, Imhof 1983: 191), das dem Nord-Süd-Gefälle der Konfessionen im europäischen Raum recht nahe kommt. Nach Imhof (1981a) ist es eine weit verbreitete These, dass Katholiken eher geneigt sind, den Tod als unabweisbares Schicksal hinzunehmen, als Protestanten. Hinzu kommt, dass die Angehörigen reformierter Kirchen dieser Zeit in der Regel lesen konnten, so dass insbesondere die Mütter einen besseren Zugriff auf Schriften zur Gesunderhaltung hatten.[89]

Imhof (1983: 190) versucht den regional sehr unterschiedlichen Grad an Säuglingssterblichkeit mit anderen gesellschaftlichen Aspekten zu parallelisieren: Er stellt fest, dass die Säuglingssterblichkeit in den Regionen besonders hoch ist, in denen auch eine hohe Müttersterblichkeit und eine hohe Wiederverheiratungsrate mit sehr kurzen Witwer- und Witwenzeiten existiert. Zudem sind gerade diese Regionen stark durch wiederholte Kriegszüge betroffen. Unter gleichzeitigem Einbezug der konfessionellen Verteilung der Bevölkerung kommt er zu dem Schluss, dass hier zwei unterschiedliche Grundhaltungen zu „Leib und Leben, zu Gesundheit und Gesundheitseinbußen, zum Körper und allem Körperlichen, zu jedwedem Irdischen, zu Sterben und Tod und den Verstorbenen" existieren (ebd. 192). Er nennt die beiden Extreme einerseits ein

---

88 Ausdruck für die Anerkennung der Individualität aller Kinder ist beispielsweise auch, dass das in der Vormoderne entwickelte Privileg des durch die Erstgeburt oder die Vorliebe der Eltern begünstigten Kindes nun zunehmend in die Kritik gerät: Seit der zweiten Hälfte des 17. Jahrhunderts „bestreiten die moralistischen Erzieher nämlich die Legitimität dieser Praxis, weil sie der Gleichheit abträglich ist", so betont Ariès (1976: 512).

89 Deutsche Lokalstudien für das 19. Jahrhundert konnten diesen Zusammenhang zwischen Säuglingssterblichkeit und Religion allerdings nicht belegen (vgl. Ehmer 2004: 95). Studien zur Säuglingssterblichkeit zeichnen allerdings auch in anderen Teilbereichen ein sehr widersprüchliches Bild, so dass kaum generelle Aussagen getroffen werden können.

„System der Verschwendung und der Geringschätzung menschlich-irdischen Lebens" und andererseits ein „System der Erhaltung und Wertschätzung irdisch-menschlichen Lebens" (ebd.). Und insbesondere die zuletzt beschriebene Grundhaltung, so möchte ich ergänzen, verweist auf das zunehmend aktiv gestaltende Individuum, das sich seiner eigenen Kontrollmöglichkeiten bewusst wird und das darüber hinaus den Einzelnen in seiner Persönlichkeit anerkennt und schätzt.

Zusammenfassend lässt sich festhalten, dass vor dem Hintergrund empirischer Befunde von vielfältigen Wechselbeziehungen zwischen dem erwartbaren und dem erreichten Lebensalter und dem Selbstverständnis der Individuen ausgegangen werden kann.

5.2.2 Institutionenebene

Im Zuge des höheren tatsächlich erreichten Lebensalters und der damit verbundenen höheren Lebenserwartung müssten sich auch auf institutioneller Ebene (lebenslaufbezogen) gravierende Veränderungen zeigen, so die These. Höpflinger u.a. finden zahlreiche Belege dafür. Sie können zeigen, dass sich in der Moderne zeitliche Standardisierungen bei den relevanten Lebensereignissen ergeben, die nun von den meisten Individuen in ähnlicher Weise erlebt werden.[90] Kohli (1983: 135) spricht daher auch vom „Übergang von einem Muster der Zufälligkeit der Lebensereignisse zu einem des vorhersehbaren Lebenslaufs". Es kommt zur so genannten *„Institutionalisierung des Lebenslaufs"* (vgl. auch Kohli 1985, Mayer, Müller 1986: 244ff.). Der sich herausbildende, im Prinzip standardisierte Lebenslauf wird in der Soziologie als „*Normal*lebenslauf" oder als „sozial geregelte Bewegung in der Sozialstruktur oder in ihren Teilbereichen beschrieben ..., welche stark durch Alterszuschreibung gesteuert ist" (Levy 1977: 27, vgl. auch Leisering 1992: 24). Das chronologische Alter wird zum Kriterium einer Reihe von lebenszyklischen Übergängen wie Schulbeginn, Volljährigkeit, Rekrutierung ins Militär, Pensionierung etc. (vgl. Höpflinger 1997: 174, Kohli 1983: 138).[91]

Theoretische Konzepte zur modernen „Institution des Lebenslaufs" gibt es in großer Zahl. An dieser Stelle ist es allerdings nicht möglich, aber auch nicht nötig, ausführlich auf die Vielzahl der Ansätze einzugehen.[92] Für die vorliegende Fragestellung werden exemplarisch die Ausführungen von Kohli (1985,

---

90 Vgl. Höpflinger 1997: 174, Schimany 2003: 304, Uhlenberg 1974, Cole, Winkler 1988.
91 Cole und Winkler (1988: 54) betonen, dass die Institutionalisierung des – in ihren Worten – „normalen Lebenskreises" ihre populäre Verbreitung schon im 18. und 19. Jahrhundert hat, sich aber erst im 20. Jahrhundert wirklich durchsetzt.
92 Einen gelungenen Überblick über die verschiedenen Ansätze bietet die Veröffentlichung von Ecarius (1996).

1992, 1995) herangezogen, der diesen Ansatz maßgeblich geprägt hat.[93] Im Sinne Kohlis lässt sich der Prozess der Institutionalisierung des Lebenslaufs anhand folgender fünf Thesen beschreiben: Zum einen wird der Ablauf von Lebenszeit zum zentralen Strukturierungsprinzip des Lebens (Verzeitlichung) (vgl. Kohli 1985: 2). Zudem ist die Verzeitlichung weitgehend am Lebensalter als Grundkriterium orientiert, was einen chronologisch standardisierten Normallebenslauf zur Folge hat (Chronologisierung), in dem soziales und chronologisches Alter zunehmend zusammenfallen (vgl. ebd.). Darüber hinaus ist das Ablauf- und Entwicklungsprogramm von den Individuen selbständig konstituiert (Individualisierung) (vgl. ebd., 3). Der Lebenslauf wird um das Erwerbssystem herum organisiert. Er bedeutet neben der Regelung des sequenziellen Ablaufs des Lebens zugleich auch eine „Strukturierung der lebensweltlichen Horizonte bzw. Wissensbestände, innerhalb derer die Individuen sich orientieren und ihre Handlungen planen" (ebd.).

Kohli und andere Autoren verstehen den Normallebenslauf als ein Regelsystem, das das individuelle Leben ordnet.[94] Er bildet die Grundlage für individuelle Lebensverlaufsorientierungen, für das Planen, Bewerten und Deuten der täglichen Routinen wie auch für kritische biografische Schwellen und weitreichende (Lebens-)Entscheidungen (vgl. auch Luckmann 1986: 168f.). Daher kann er als ein stabiler Handlungs- und Orientierungsrahmen interpretiert werden, der eine „Schutzzone gegen die Dynamik der Moderne" bildet; eine Perspektive, die vor allem von Vertretern der Theorie reflexiver Modernisierung betont wird (Beck, Bonß, Lau 2001: 42).

Nach Kohli (1988: 37) ist die Institutionalisierung des Lebenslaufs aufs Engste mit dem Prozess der *Individualisierung* verknüpft. Beide sind nach ihm „Teile desselben historischen Prozesses". Oder anders formuliert: Die vom Individuum strukturierte Wahrnehmung und Gestaltung des Lebenslaufs entwi-

---

93 Das Modell von Kohli vernachlässigt allerdings, dass sich im Zuge sozialer Differenzierungsprozesse verschiedene Lebenslaufkonturen zwischen Männern und Frauen herausgebildet haben. Kohlis theoretischen Annahmen beschreiben den typisch männlichen Normallebenslauf und müssen, wollen sie der komplexeren Wirklichkeit gerecht werden, durch den Einbezug geschlechtsspezifischer Differenzen ergänzt werden (vgl. hierzu vor allem Backes 1997).

94 Vgl. z.B. Kohli 1985: 1, Wohlrab-Sahr 1993: 63, Mayer, Müller 1986, Riley, Riley 1992. Während Kohli eine stärker handlungstheoretische Ausrichtung zeigt, heben Mayer und Müller (1986) vor allem die kontinuierliche Sequenzierung des Lebenslaufs einschließlich der institutionell vorgeformten Karrieremuster im Berufsleben hervor. Auch die Soziologie der „Altersschichtung" von Riley und Riley (1992) verweist auf die Bedeutung von Alter und Lebenslauf als allgemeinen Strukturprinzipien von Gesellschaften. Hier wird gefragt, in welcher Weise die gesellschaftliche Altersschichtung, die durch gesellschaftliche Altersnormen und Statuspassagen gesteuert wird, die Lebenslage alter Menschen prägt. Vernachlässigt werden in diesem Ansatz allerdings historische Veränderungen der Alternsorganisation von Gesellschaften (vgl. Schimany 2003: 310, Kohli 1985: 2).

5.2 Erste bzw. einfache Moderne

ckelt sich parallel zum Entstehen einer sequenziellen Ordnung von Ereignissen. In diesem Sinne ist die Institutionalisierung das „notwendige Korrelat zur Freisetzung des Individuums, das funktionale Äquivalent zur früheren äußeren Kontrolle" (Kohli 1983: 143). Nach Leisering entsteht dadurch eine Spannung zwischen den durch die Individualisierung vergrößerten Handlungsspielräumen der Individuen und den „neuen" Vorgaben eines institutionalisierten Ablaufprogramms (vgl. Leisering 1992: 19).[95]

Aber welcher Zusammenhang besteht nun zwischen dieser Institutionalisierung und den Veränderungen des Lebensalters? Die hier vertretene These lautet, dass die stetige Verringerung von Schwankungen der Sterblichkeit – das Sterbealter hat sich aus relativer Zufälligkeit in ein vorhersehbares Muster verändert (Cole, Winkler 1988: 53) – die Basis für die Chronologisierung und Verzeitlichung bildet, da hierdurch der Lebenslauf immer vorhersehbarer wird (vgl. auch Kohli 1985: 5). Und darüber hinaus lässt es erst die sichere Erwartung eines *längeren* Lebens zu, so die These, dass gesellschaftliche Normen über den Lebenslauf formuliert und verankert werden können (vgl. auch Höpflinger 1997: 175, 2005: 26, Schimany 2003: 312). Erst vor dem Hintergrund dieser Bedingungen kann sich demnach eine Standardisierung typischer Lebensereignisse entwickeln.

Ein Beispiel hierfür ist der entstehende moderne *Familienzyklus*, der als „Anliegerinstitution"[96] des Normallebenslaufs verstanden werden kann (vgl. Kohli 1985: 6, Höpflinger 1997: 174). Die Ehe und das Zusammenleben sind nun nicht mehr demografisch starken Zufälligkeiten unterworfen. Auf der Basis historischer Studien kann Kohli belegen, dass eine zunehmende Konzentration der Geburten auf die frühen Erwachsenenjahre der Frauen stattfindet (vgl. Kohli 1985: 6 und auch Höpflinger 1997: 177). Und Imhof (1984) zeigt, dass es zu einer Standardisierung des Heiratsalters kommt, mit bedingt durch die seltener werdenden Wiederverheiratungen, deren Häufigkeit wegen der hohen Sterblichkeit in früheren Zeiten noch größer war. Mit dem Zurückdrängen des vorzeitigen Todes verlängert sich darüber hinaus zum einen die demografisch mögliche Ehedauer stark[97] (vgl. Höpflinger 1997: 176), zum anderen verlängert sich die

---

95 Dieses Spannungsverhältnis spiegelt sich – wie in Kapitel 5.2.1 erläutert – besonders deutlich in der Autobiographie von Karl Philipp Moritz wider, der den Ausgleich zwischen den individuellen Bedürfnissen und den gesellschaftlichen Anforderungen als ein unlösbares Problem begreift.

96 Als Anliegerinstitutionen werden in Anlehnung an Born, Krüger und Lorenz-Meyer Institutionen verstanden, die sich aus der Institutionalisierung des Lebenslaufs ergeben haben bzw. mit ihr einhergehen (vgl. Born, Krüger, Lorenz-Meyer 1996).

97 Ein Paar, das 1870 die Ehe einging, lebte im Durchschnitt 23,4 Jahre zusammen; ein Paar, das sich 1970 das Jawort gegeben hat, kann damit rechnen, dass seine Ehe im Durchschnitt erst nach 43 Jahren endet (vgl. Beck-Gernsheim 1993: 159).

gemeinsam verbrachte Lebenszeit von Eltern und Kindern.[98] Zudem entsteht zum ersten Mal die Phase der *„nachelterlichen Gefährtenschaft"* ohne Kinder im eigenen Haushalt (empty nest); eine Phase, die heute die längste Zeitspanne im Familienzyklus ausmacht.[99] Eine weitere Folge der längeren Lebenszeit ist die Koexistenz von nunmehr drei oder sogar vier Generationen, was nach Rosenmayr der Grund für eine zunehmende Segmentierung der einzelnen Lebensphasen ist (vgl. Rosenmayr 1969: 313, vgl. auch Hurrelmann 1994: 22f.). Ein Beispiel hierfür ist die Grenze zwischen Jugend und Erwachsenenalter, die nun stärker hervortritt (vgl. Kohli 1985: 7). Die Segmentierungen werden auch nach Höpflinger nötig, weil der Tod nun nicht mehr altersunspezifisch eintritt und die Beziehungen zwischen den verschiedenen Generationen sowohl normativ als auch nicht-normativ geregelt werden müssen (vgl. Höpflinger 1997: 174, oder auch Riley 1985).

Standardisierungen im Lebenslauf betreffen aber nicht nur den Bereich Familie. Ganz wesentliche Standardisierungen ergeben sich nach Meinung zahlreicher Autoren im Bereich der *(Erwerbs-)Arbeit*. Sie sind Grundlage für die Dreiteilung des Lebenslaufs. Dieser wird unterteilt in eine Phase der Vorbereitung auf die Erwerbsarbeit, in eine Erwerbsarbeits- und eine Ruhestandsphase (vgl. Backes 1997: 92, Willke 1999: 155f.). In der Vorbereitungsphase werden die Individuen nicht in den Produktionsprozess eingebunden. Die Phase gilt als wenig produktiv, aber auch als unverzichtbar, da die Individuen in dieser Zeit die nötige Ausbildung für ihr späteres Arbeitsleben erhalten. Die Erwerbsarbeitsphase wird als produktivste Phase angesehen und erhält daher die größte Bedeutung. In dieser Phase wird das Individuum über den Arbeitsmarkt voll in den Produktionsprozess integriert. Die Ruhestands- oder auch Nacherwerbsphase wiederum gilt als wenig(er) produktiv und erhält eher den Status einer „Restzeit" (vgl. Kohli 1985: 14, aber auch Riley u.a. 1972). In dieser Phase werden die Individuen weitgehend vom Arbeitsmarkt ausgeschlossen.

Diese Dreiteilung des Arbeitslebens steht nach Kohli in engem Zusammenhang mit gesellschaftlichen *Rationalisierungsprozessen* (vgl. Kohli 1985: 14). Denn vor allem in der Wirtschaft gewinnt die Rationalisierung vor dem Hintergrund verstärkten Leistungsstrebens in der Moderne eine große Bedeutung, mit der Folge, dass (scheinbar) nicht voll „verwertbare", weniger produktive Lebensphasen vom Produktionsprozess ausgeschlossen werden (vgl. Ehmer 1990: 66). Nach Cole und Winkler (1988) und in Anlehnung an Foucault (1977) wird der menschliche Körper nun immer mehr als „Maschine im Dienst kapitalistischer Gütervermehrung verstanden" und der „alte" Körper mit unvermeidlichem

---

98 Sie hat sich bis zu Beginn der 1950er Jahre auf etwa 35 Jahre erhöht (vgl. Lauterbach 1994).
99 Vgl. Kohli 1985: 6, Höpflinger 1997: 177, Beck-Gernsheim 1993: 159, Nave-Herz 1988: 75, Rosenmayr 1969: 343.

5.2 Erste bzw. einfache Moderne

Verfall und pathologischer Zell- und Gewebedegeneration gleichgesetzt, so dass der Ausschluss vom Arbeitsmarkt die logische Konsequenz ist (Cole, Winkler 1988: 54). Insofern können die Standardisierungen im Lebenslauf nicht allein auf das höhere Lebensalter, sondern müssen *zugleich* auf Rationalisierungsbestrebungen der sich modernisierenden Gesellschaft bzw. auf das Entstehen der so genannten „(Erwerbs-)Arbeitsgesellschaft"[100] zurückgeführt werden.

Folgende Zeichnung, die dem Buch von Göckenjan und Kondratowitz (1988) entnommen ist, drückt sehr treffend den Ausschluss der Älteren vom modernen Arbeitsmarkt aus:

---

100 Zwar ist Arbeit eine Kerndimension jeder Gesellschaft. Dennoch scheint es passend, gerade moderne Gesellschaften als (Erwerbs-)Arbeitsgesellschaften zu beschreiben, da die Individuen über Erwerbsarbeit vergesellschaftet werden. Denn diese stattet sie mit Einkommen und Konsumchancen aus, konfrontiert sie mit systematischen Aufgaben, fordert ihre Kompetenz und verleiht ihrem Alltag eine regelhafte Struktur. Sie bindet sie in soziale Beziehungen ein, weist ihnen einen gesellschaftlichen Ort zu und prägt ihre Identität (vgl. Kohli u.a. 1992: 14).

Abbildung 7: Ausschluss der Älteren vom Arbeitsmarkt (1929)

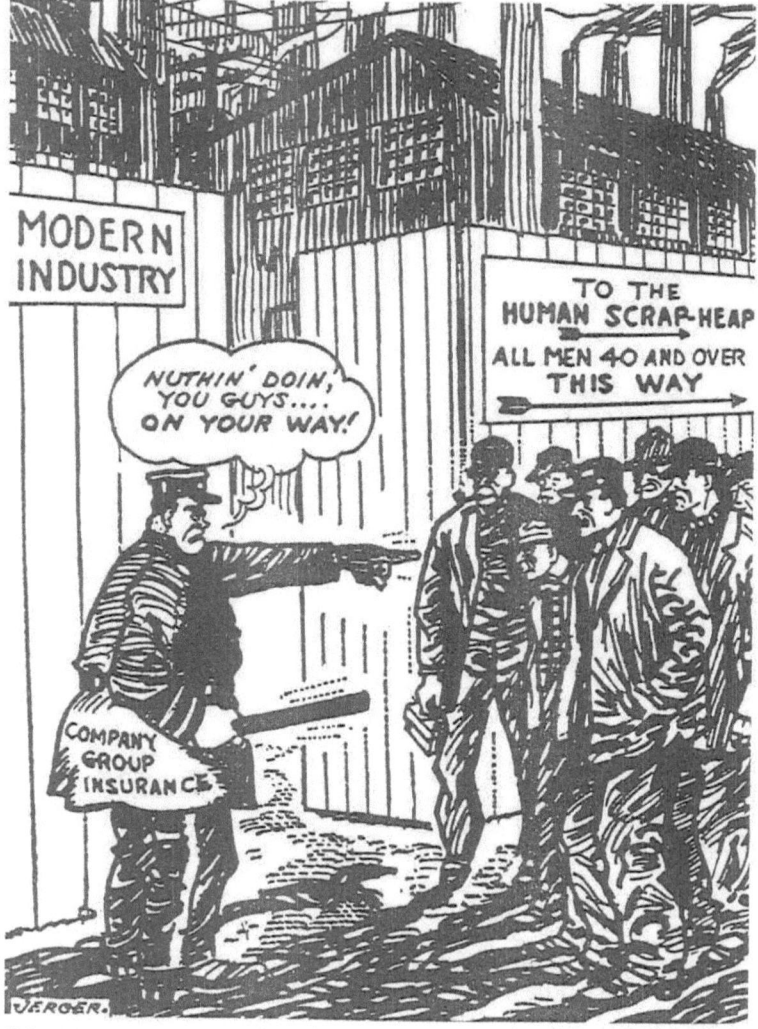

Die Altersgrenze als Folge ökonomischer Rationalität, die Unternehmens-Sozialversicherung ist hier Wächter. USA 1929

5.2 Erste bzw. einfache Moderne

Dass der standardisierte Lebenslauf in der Moderne eine so herausragende Bedeutung erhält, führen viele Autoren darauf zurück, dass er durch Gesetze, staatliche Leistungen und sozialstaatliche Transferzahlungen verstärkt und reguliert wird (vgl. z.B. Ecarius 1996: 90, Kohli 1985: 8).[101] Denn zum einen sorgt der Staat durch die Einführung chronologischer „Altersmarken" für die Konstituierung verbindlicher Altersgrenzen (vgl. Kohli 1985: 8).[102] Darüber hinaus werden die drei Phasen des Lebenslaufs mit staatlichen Leistungen (z.B. Bildungswesen) und sozialstaatlichen Transferleistungen (z.B. Renten) verbunden (vgl. Ecarius 1996: 90, Leisering 1992).

Mit der Standardisierung des Lebenslaufs entsteht darüber hinaus eine klar abgegrenzte *Phase des Alters* – die Ruhestandsphase –, die nun aufgrund des höheren tatsächlichen Lebensalters selbstverständlicher Teil jeder „Biografie" wird (vgl. Kohli 1985: 9, Schimany 2003: 304). Nach Ehmer bestimmen vor allem die Struktur der Arbeitsmärkte und die Regeln der gesetzlichen Rentenversicherung den Eintritt in diese Phase. Die Zäsur ist damit sozial gesetzt (vgl. Ehmer 1990: 11). Der Beginn des Alters wird mit der Durchsetzung der Alterssicherungssysteme mit dem *Renteneintrittsalter* gleichgesetzt.

Die Herausbildung der Lebensphase Alter ist eine Folge moderner kapitalistischer Arbeitsteilung und des höheren Lebensalters, so die These (vgl. auch Schimany 2003: 308, Ehmer 1990: 11). Sie ist an Erwerbsarbeit (Lohnarbeit) gebunden, die die Voraussetzung für Prozesse und Probleme bildet, die nach Kohli in der Schaffung staatlicher Rentensysteme kumulieren (vgl. Kohli 1985: 9). Denn mit der Durchsetzung moderner Produktionsweisen werden drei miteinander verwobene Entwicklungen in Gang gesetzt: Zum einen wird nach Kohli die individuelle Existenz immer mehr über den Einsatz der eigenen Arbeitskraft im Rahmen von *Erwerbsarbeit* gesichert (vgl. Kohli 1985: 9). Laslett u.a. stellen darüber hinaus fest, dass sich mit zunehmender Industrialisierung die Überzeugung durchsetzt, dass ältere Arbeitnehmer den neuen wirtschaftlichen Anforderungen nicht mehr genügen, was eine Abkopplung ihrer Berufschancen von ihrer tatsächlichen individuellen Leistungsfähigkeit bedeutet (vgl. z.B. Laslett 1995: 55, Niederfranke, Weidmann 1994: 350, Arbeitsgruppe Sozialpolitik 1988: 139).[103] Zudem wird darauf verwiesen, dass der nachwachsenden

---

101 In den Augen von Mayer und Müller (1989) reguliert vor allem der Staat den Lebensverlauf, da er wesentliche Phasen der Chronologisierung des Lebens durch gesetzliche Regulationen vorgibt.
102 Aber nicht nur der Lebenslauf, auch vielfältige weitere Institutionen orientieren sich in der Moderne zunehmend an Altersgrenzen. Kohli nennt hier das Wahlrecht, zivil- und strafrechtliche Verantwortlichkeiten, Berechtigungssysteme und verschiedene altersbezogene Regelungen des Arbeitsmarktes als Beispiele (vgl. Kohli, 1985: 8f.).
103 Absatzschwankungen, Rationalisierungswellen und das Streben nach Effizienzsteigerung erhöhen nach Ehmer vor allem gegen Ende des 19. Jahrhunderts den Druck auf ältere Arbeit-

Generation durch Erwerbsarbeit zunehmend wirtschaftliche Selbständigkeit – Stichwort *Individualisierung* – ermöglicht wird, wodurch allerdings ihr Spielraum zur finanziellen Unterstützung der Eltern enger wird (vgl. Ehmer 1990: 20, Parsons 1962).

Ein diesen Bedingungen inhärentes strukturelles Problem ergibt sich daraus, so die These, dass Ältere aus dem Arbeitsprozess ausgegliedert werden, damit ihre Chance zur Existenzsicherung verlieren und ihre Angehörigen nicht oder kaum in der Lage sind, ihnen die nötige Unterstützung zu gewähren. *Deprivation im Alter* ist insofern eine mögliche nicht-intendierte „Nebenfolge" (erster Ordnung) des modernen Produktionsprozesses. Und dieses Problem gewinnt in der Moderne immer mehr an Bedeutung, da immer mehr Menschen ein höheres Lebensalter erreichen (vgl. auch Schimany 2001: 82). Die Armenfürsorgen der Gemeinden, so diagnostiziert Schimany (2003), die in der Vormoderne die Versorgung der Armen übernahmen, sind von dieser neuen „strukturellen Klientel" überfordert.

Gesamtgesellschaftlich organisierte *Alterssicherungen* sollen diese Problemlage lösen.[104] Sie können als Institutionen interpretiert werden, die Schutz vor dem *neuen „Standard*risikos" – Armut im Alter – bieten, einem Risiko, das erst mit der Durchsetzung des industriellen Erwerbslebens und der höheren Lebenserwartung strukturell entsteht.[105] Im Bereich der Sozialpolitik ist der Ausdruck des „Standard*risikos*" insofern adäquat, so meine These, als der Ursprung des „Risikos" in den historisch neuen Institutionen des Arbeitsmarktes zu sehen ist und das Risiko selbst als durch sozialpolitische Bearbeitung kanali-

---

nehmer erheblich. Nach ihm ist allerdings nicht die ältere Arbeitskraft das Problem, sondern die Bedingungen ihrer Verwertung. „Konkurrenzdruck und Profithunger trieben die Unternehmer zur Erhöhung der Intensität der Arbeit und ließen ältere Arbeiter auf der Strecke zurück" (Ehmer 2990: 65).

Ehmer gibt allerdings zu bedenken, dass die Ausgrenzung der älteren Arbeitnehmer auch auf eine medizinische Definition des Alters (vgl. Ehmer 1990: 74) zurückzuführen ist. Schon im 18. Jahrhundert haben Mediziner das Alter als eigenständige Lebensphase „entdeckt", die durch Degeneration und Schwächung bestimmt ist (vgl. ebd.). Alter wird in diesem Diskurs mit Krankheit gleichgesetzt; es wird als pathologischer Zustand beschrieben. Dabei setzt sich die Auffassung durch, dass etwa um das 50. Lebensjahr „senile Degenerationserscheinungen" manifest werden, Vermutungen, die in die wirtschaftlichen Überlegungen einfließen (Ehmer 1990: 75).

104 Die Einführung des Alterssicherungssystems aufgrund von Verschiebungen in den Familienstrukturen ist eine Annahme der Vertreter funktionalistischer Theorien. Parsons als einer ihrer Hauptvertreter geht davon aus, dass „the isolation of the nuclear family and the development of occupational organizations with politics of retirement have resulted in an unprecedented exclusion of the elders from these main operative structures" (Parsons 1962: 29). Marxistische Versionen hingegen heben verstärkt auf die Regulierung des Arbeitsmarktes und die Pazifizierung des Lohnarbeiters ab (vgl. dazu auch Leisering 1992: 36f., Nullmeier 2003).

105 Die große historische Bedeutung der sozialstaatlichen Alterssicherung liegt nach Göckenjan (1988: 70) darin, die Notwendigkeit einer lebenslangen Erwerbsarbeit aufgehoben zu haben.

5.2 Erste bzw. einfache Moderne

sierbar und bewältigbar betrachtet wird. In der Vormoderne hingegen erscheint Armut im Alter eher als eine Gefahr, die nicht systematisch kontrolliert und bewältigt werden kann. In dieser Zeit ist die Existenzsicherung im Alter abhängig von den Zufälligkeiten der Leistungsfähigkeit und -bereitschaft der eigenen Kinder (vgl. Schimany 2003: 392).

Erste Ansatzpunkte einer öffentlichen Altersversorgung zeigen sich nach Ehmer u.a. schon früh in der Einführung der Pensionssysteme für Beamte in den Bereichen Militär und Verwaltung in den absolutistischen Staaten des 17. und 18. Jahrhunderts (vgl. Ehmer 1990: 39, Leisering 1992: 26).[106] Seit dem späten 18. Jahrhundert werden zudem nach und nach immer mehr Arbeitsgruppen und seit dem späten 19. Jahrhundert auch Beschäftigte in privaten Wirtschaftsunternehmen in eine systematisch geregelte Altersversorgung einbezogen.[107] Dennoch betonen zahlreiche Autoren, dass das Alter bis in das letzte Jahrhundert hinein immer auch mit beruflicher Arbeit verknüpft bleibt (vgl. z.B. Schroeter 2000: 88, Ehmer 1990: 78, Göckenjan 1988). Die früh entwickelten Pensionssysteme zielen weniger auf eine soziale Alterssicherung als auf eine Absicherung für den Fall der Erwerbsunfähigkeit ab (vgl. Leisering 1992: 21f.). Die gewährte Zahlung bleibt ein Zuschuss zur altersbedingt geringeren Arbeits- und Erwerbsfähigkeit (vgl. Göckenjan 1988: 72). Hier zeigt sich, dass die Alterssicherung zu dieser Zeit ausschließlich als Invalidenversorgung gedacht wird und das chronologische Alter keine Rolle spielt.[108] Man diskutiert zwar eine „Alters"- meint aber regelmäßig eine „Invaliden"-Versorgung (vgl. Göckenjan 1988: 86). Auch die in Deutschland im Jahre 1889 eingeführte Invaliditäts- und Altersversicherung geht lange nicht über das Niveau der Armenfürsorge hinaus und reicht in keinem Fall, das Überleben zu sichern, so Ehmer (vgl. Ehmer 1990: 105). Göckenjan (1988: 87) kann belegen, dass in allen westdeutschen Städten um 1891 die an sich schon äußerst geringen Armenpflegesätze um 25 bis 50% über der vorgesehenen Mindestrente liegen. Er resümiert, dass die Prinzipien der Rentenpolitik ihre Rationalität im Leitbild lebenslanger Arbeit haben (vgl. ebd.). Zudem ist die Rentenversicherung in Deutschland an eine vorhergehende Erwerbstätigkeit mit längerer Dauer geknüpft, so dass auch nur eine begrenzte Anzahl der Bevölkerung einen Anspruch darauf hat. Die soziale Rentenversicherung ist bis zur Rentenreform von 1957 eher eine „Invaliden"-

---

106 Ehmer betont, dass die Pensionssysteme für die öffentlichen Arbeitgeber zugleich Instrumente zur Förderung der Motivation und der Loyalität ihrer Staatsdiener waren (vgl. Ehmer 1990: 53).

107 Es könnte uns heute zynisch erscheinen, dass es daneben immerhin über 11000 Sterbekassen gab, die nach Göckenjan (1988: 82) für fast 1,6 Millionen Mitglieder die Begräbniskosten trugen.

108 „Invalidität wird formalisiert als die durch körperliche oder geistige Schwäche bedingte Unfähigkeit, ein Drittel des ortsüblichen Mindestlohns zu verdienen" (Göckenjan 1988: 93).

Versicherung geblieben, die sich auch formal nur das Ziel setzt, einen Teil der verlorenen Erwerbstätigkeit zu ersetzen. Erst die Reformen der 1950er Jahre in Deutschland – in Form der Ausweitung des Versichertenkreises und der verbesserten Ausstattung der Renten – tragen nach Ehmer dazu bei, dass nun der Großteil der Älteren seinen Lebensstandard auch ohne Arbeit sichern kann (vgl. Ehmer 1990: 125).[109] Damit wird „der ‚Ruhestand' von einem Privileg der besitzenden Klassen zu einer realistischen Perspektive für die Mehrheit der Bevölkerung", so betont er (Ehmer 1990: 132). Die individuelle Altersgrenze fällt nun in der Regel nicht mehr mit der individuellen Leistungsgrenze zusammen. Damit kann zugleich die Institutionalisierung des Alters als einer von Erwerbsarbeit entlasteten Lebensphase als zum Abschluss gekommen betrachtet werden (vgl. Schimany 2003: 305).[110]

Finanziert wird die Alterssicherung in Deutschland durch eine Umverteilung zwischen den staatlich konstruierten Altersklassen. In der Terminologie Leiserings ausgedrückt zahlt die Klasse der „Produktiven" (der mittleren, erwerbstätigen Generation) die Leistungen, die die „unproduktiven" Älteren (aber auch die Jungen) empfangen (vgl. Leisering 1992: 43). Diese Form der Rentenfinanzierung als ein *Umlageverfahren*, das auf die Rentenreform von 1957 zurückgeht, wird mit dem normativen Leitbild des „Generationenvertrags" versehen. Dessen offizielle Definition lautet: Mit dem Generationenvertrag

„(...) trägt der Versicherte mit seinen Beiträgen zur Finanzierung der zur Zeit der Beitragsentrichtung fälligen Rentenzahlungen bei. Er erwirbt dafür einen staatlich garantierten Anspruch gegen die Versichertengemeinschaft, nach Erreichen der

---

109 Das gilt allerdings nur bei einer „normalen" bzw. lang andauernden Berufslaufbahn, worauf vor allem Backes (1997) hinweist. Die „Nicht-Normalität" der weiblichen Erwerbsarbeit beispielsweise führt dazu, dass Frauen, neben der Ungleichbehandlung in anderen Lebensphasen, auch im Alter durch die damit verbundene prekäre soziale Sicherung benachteiligt sind (vgl. Backes 1997: 214, Arbeitsgruppe Sozialpolitik 1988: 143). Und mit der Zunahme sozialer Risiken im Lebenslauf, insbesondere durch Arbeitslosigkeit, steigt auch das Risiko der mangelnden sozialen Sicherung im Alter.
110 Schimany betont, dass diese soziale Konstruktion des Alters die Voraussetzung dafür bildet, dass die Lebensphase nun zu einer strukturell einheitlichen und kollektiv erfahrbaren Lebensphase wird (vgl. Schimany 2003: 304). Sie sei verbunden mit einer Entbindung aus gesellschaftlichen Verpflichtungen und sozialen Netzwerken (vgl. Kohli u.a. 1992). Nach Kondratowitz (1998: 62) wird die Phase des Alters sozialpolitisch stark durch eine, wie er es nennt, „Überinstitutionalisierung" normativ bestimmt, die das Alter als Lebensform entweder in den traditionellen Kontrollkontext einer familialen Umwelt einbindet oder in eigens für das Alter geschaffene Einrichtungen ansiedelt. In dieser hochgradig regulierten Existenzbestimmung sind nach ihm äußerst wenige Spielräume für die Konzeptionierung eines selbständigen Lebens enthalten.

5.2 Erste bzw. einfache Moderne

Altersgrenze durch die dann Erwerbstätigen ebenfalls versorgt zu werden" (VDR 1998: 9f.).[111]

Konsequenz der Einführung dieses Alterssicherungssystems ist, dass sozialpolitische und demografische Prozesse nun in ein Verhältnis wechselseitiger Abhängigkeit treten: Jede Änderung der Altersstruktur und der Bevölkerungszahl schlägt sich in veränderten Anforderungen an die Sozialpolitik nieder; umgekehrt werden die demografischen Merkmale in ihrer Entwicklung maßgeblich durch sozialstaatliche Maßnahmen beeinflusst (vgl. Leisering 1992: 15f., Kaufmann 1983).

Zum Abschluss dieses Kapitels soll zumindest noch kurz auf eine weitere Institution eingegangen werden, die sich mit dem Entstehen der Altersphase entwickelt hat, da sie eine geradezu beispielhafte Chiffre für den gesellschaftlichen Umgang mit dem Alter in der Ersten Moderne darstellt: die Institution des *Altenheims*. Sie ist nach Kondratowitz (1988: 104) Ausdruck des Wandels vom gesellschaftlich „unerfassten" Alter hin zum gesellschaftlich „disponiblen", über räumliche Verfügung definierten Alter.

Die Errichtung von räumlich und versorgungsmäßig eigenständigen Heimen für alte Menschen beginnt in Deutschland etwa Ende des 19. Jahrhunderts (vgl. Kondratowitz 1988). Sie hat ihre Wurzeln zum einen im traditionellen Anstaltswesen, dem sogenannten öffentlichen Armenwesen, das für alle Formen von Bedürftigkeit wie Armut, Alter, Krankheit und Arbeitsunfähigkeit zuständig ist. Altenheime entstehen in dieser Zeit vor allem dadurch, dass andere Gruppen von Bedürftigen nach und nach aus den Armenhäusern ausgelagert und in separaten „Anstaltstypen" untergebracht werden, so dass die „Alten" übrig bleiben.[112] Diese Form der „Separierung" wird angestrebt, um potenzielle Reibungsflächen zwischen den unterschiedlichen Gruppen von Bedürftigen zu reduzieren. Sie soll zur Effektivitätssteigerung des gesamten Anstaltswesens beizutragen (vgl. ebd., 105, Heinzelmann 2004: 17). Als zweite Wurzel (erst-)moderner Altenheime sind die sogenannten Stifte zu nennen, die von den Kirchen und Klöstern ins Leben gerufen werden und Menschen aus begüterten Schichten gegen Entgelt ein müßiges und sorgenfreies Leben im Alter ermöglichen sollen (vgl. Heinzelmann 2004: 15).

---

111 Der Generationenvertrag ist kein Vertrag im Sinne einer von den Beteiligten getroffenen formellen rechtlichen Vereinbarung (vgl. Arbeitsgruppe Sozialpolitik 1988: 138). Denn dieser setzt sowohl die Freiheit der Partner beim Abschluss wie auch ein direktes Aushandeln der Modalitäten des Vertragsinhalts und persönliches Einverständnis voraus. Kohli sieht ihn eher als Kern der „Moralökonomie" der Arbeitsgesellschaft und damit als wesentlichen Teil des modernen Gesellschaftsvertrags. Denn die Altersgruppenstrukturierung definiert die Grenzen der Erwerbsarbeit im Lebenslauf der Menschen (vgl. Kohli 1989: 535).

112 Hier zeigt sich der für die Moderne typischer Differenzierungsprozess.

Hintergrund der zunehmenden räumlich-institutionellen Segregation der Älteren ist nach Kondratowitz einerseits das Sinken der Mortalität, das den quantitativen Zuwachs des Anteils der Älteren an der Gesamtbevölkerung erst ermöglicht (Kondratowitz 1988: 103). Aber auch die steigende Zahl alleinstehender Älterer – und hier vor allem der Witwen – erhöht den Bedarf an Versorgung, der nun vor allem von staatlichen und kirchlichen Einrichtungen aufgefangen wird.

Die innere Ordnung und die äußere Einteilung der Altenheime erinnert nach Heinzelmann (2004: 18) stark an „Kasernen". Er analysiert sie auf der Basis des Konzepts der „totalen Institution". Kondratowitz beschreibt das Leben im Altenheim als eine „Zwangsvergemeinschaftung", die durch staatliche Regulierung und Kontrolle geprägt ist (vgl. Kondratowitz 1988: 105). Durch die Errichtung dieser Heime kommt es nach ihm zu einer Vereinheitlichung bzw. Standardisierung der Lebensformen des Alters, die nicht nur die ärmeren Bevölkerungsschichten trifft, sondern bis weit in die Mittelschichten hineinreicht.

Der Institution des Altenheims zugrunde liegt zum einen die Überzeugung des Verfallsprozesses mit zunehmendem Alter, die sich auf das traditionelle Modell einer „unverrückbar fixierten Lebenskurve" zurückführen lässt, zum anderen die Vorstellung einer notwendigen Rückkehr des Menschen im Alter zu einer „kindlichen Existenzweise", die ebenfalls an die traditionellen Auffassungen anknüpft (Kondratowitz 1988: 110). Diese Deutungsfiguren sind Grundlage für die „Verwahrungspraxis des Alters". In diesem Sinne erhalten die „Alten" eine Vollversorgung, die die Zubereitung der Mahlzeiten, das Reinigen der Zimmer, die medizinische Versorgung und ein Bildungs- und Unterhaltungsprogramm umfasst (vgl. Heinzelmann 2004: 32). Probleme entstehen dann, wenn die „Verwahrten" den impliziten „Passivitätskriterien" der traditionellen Überzeugungen nicht genügen. Unberechenbarer Aktivitätsbereitschaft der Insassen wird daher mit dem Zwang zur Mitarbeit im Heim begegnet, dem die Altenheimbewohner allerdings über Jahrzehnte einen hartnäckigen Widerstand entgegen bringen. Dennoch bleibt das Altenheim bis nach dem Zweiten Weltkrieg durch den Mitarbeitszwang geprägt.

Ziel der Heimunterbringung und Hintergrund der starken Propagierung des Heimlebens sind in dieser Zeit die ökonomischen Zwänge, denen sich Rentenversicherungen, Staat, Kommunen und Kirchen gegenübersehen (vgl. Heinzelmann 2004: 21). Die Institution Heim erscheint mit ihrem Potenzial zu weitreichender Standardisierung und Normierung als eine Möglichkeit des kostensparenden Wohnens. Ein weiterer Grund liegt in der Wohnungsnot dieser Jahre. Durch den Umzug der Älteren ins Heim, so die Hoffnung, würde eine große Zahl an Wohnungen für andere Bevölkerungsteile frei.

Für Kondratowitz (1988: 115) ist die forcierte Errichtung von Altenheimen darüber hinaus Ausdruck der damaligen Überzeugung, dass Menschen, die aus dem Produktionsprozess ausgeschieden sind, hinter denen zurückstehen müssen, die „Werte schaffen". Durch ihre „Kasernierung" sollen die finanziellen und sozialen Kosten, die die als unproduktiv angesehene Bevölkerungsgruppe der „Alten" verursacht, auf ein Minimum reduziert werden. Insofern können Rationalisierungsbestrebungen die „Aussonderung" des höheren Lebensalters erklären. Der Armenarzt Fürst beispielsweise formuliert die Vorteile des Altenheims um die vorletzte Jahrhundertwende folgendermaßen:

> „Das Wesen einer großen Armen-Pflegeanstalt besteht (...) darin, dass die Arten von Armen, für die man im Leben keine Verwendung mehr hat, und welche, einzeln zur Versorgung übergeben, große Kosten verursachen, zusammenführt in eine gemeinsame und billige Verpflegung, wobei sie überwacht, vor Gefahren schützt und dem öffentlichen Ärgernis entrückt werden" (Fürst 1903: 266).

Auch wenn angenommen werden kann, dass nur eine Minderheit der Älteren dieser Zeit in Altenheimen untergebracht ist, so muss nach Kondratowitz dennoch berücksichtigt werden, dass allein die Existenz dieser Einrichtungen eine Realität ist, mit der sich letztlich jeder alte Mensch auseinandersetzen muss, sei es als Versprechen einer Stetigkeit der Lebensführung im Alter oder als Drohung einer ungewollten Vergemeinschaftung (vgl. Kondratowitz 1988: 102).

Das Entstehen der Altenheime in der Ersten Moderne, so kann in seinem Sinne resümiert werden, ist ein Symbol für die Vorstellung einer zunehmenden „Alterslast", der sich die Gesellschaft entledigen will. „Allen zur Last, niemandem zur Freude", so überschreibt Kondratowitz daher auch seinen Artikel (vgl. Kondratowitz 1988: 133).

5.2.3 Zusammenfassung

Die längere Lebensspanne in der Ersten Moderne ist Folge verschiedener Domestizierungsprozesse: Zum einen ist sie das Ergebnis struktureller und sozialpolitischer Maßnahmen wie der Verbesserung der Ernährungssituation durch technischen Fortschritt, der öffentlich regulierten Hygienemaßnahmen, der von öffentlicher Hand vorangetriebenen Fortschritte im Transportwesen und im Ausbau der Infrastruktur, der Entwicklung des Gesundheitswesens etc.[113] Zum anderen ist sie die Folge eines veränderten, stärker individualisierten Selbstbildes der Individuen. Diese nehmen den Tod bzw. Krankheiten nun vor allem als Risiken wahr, die sie einschätzen und durch eigens entwickelte Maßnahmen (Hygienemaßnahmen, Stillen der Säuglinge etc.) zunehmend bewältigen können.

---

113 Vgl. hierzu z.B. Schimany 2003, Leisering 1992 und Imhof 1988.

Zugleich ist das steigende Lebensalter eine wichtige Voraussetzung für subjektzentrierte und institutionelle Modernisierungsprozesse. Konkreter: Die zunehmend sicherere Erwartung eines längeren Lebens ist einerseits (Mit-) Auslöser für Individualisierungsprozesse auf Subjektebene in Form einer zunehmenden Ich-Zentrierung und der Entwicklung einer biografischen Perspektive. Andererseits bildet sie eine Voraussetzung für das Entstehen moderner Institutionen wie dem verzeitlichten „Normallebenslauf" mit seinen „Anliegerinstitutionen" und einer sozial konstruierten Lebensphase „Alter". Die Herausbildung dieser Lebensphase als (erwerbs-)arbeitsfreie Zeit kann als Folge sowohl der kapitalistischen Arbeitsteilung als auch des höheren Lebensalters bezeichnet werden. Nicht-intendierte Nebenfolge (erster Ordnung) dieser Institution ist die potenzielle Gefährdung der Existenzsicherung Älterer, ein strukturelles Risiko, das nun mit sozialstaatlichen Maßnahmen (gesetzliche Rentenversicherung) bewältigt wird. Da die Alterssicherung durch ein Umlageverfahren zwischen Erwerbstätigen und Nicht-mehr-Erwerbstätigen („Generationenvertrag") finanziert wird, entsteht ein Verhältnis wechselseitiger Abhängigkeit zwischen demografischen und sozialpolitischen Prozessen.

5.3 Zweite bzw. reflexive Moderne

Bei der Betrachtung der Zweiten bzw. reflexiven Moderne muss berücksichtigt werden, dass die Jahrhunderte übergreifende Entwicklung eines kontinuierlich steigenden Lebensalters noch nicht abgeschlossen ist und dass institutionelle und individuelle Folgen noch nicht in ihrem umfassenden Charakter erkannt werden können. Es wird in diesem Abschnitt daher vor allem darum gehen, exemplarisch einige Tendenzen von Veränderungen anzudeuten und Annahmen über ihre Wirkungen zu formulieren. Es wird mit der Institutionenebene begonnen, da Veränderungen auf der Subjektebene am besten vor dem Hintergrund des institutionellen Wandels veranschaulicht werden können.

Reflexiv moderne Gesellschaften (etwa seit den 1970er Jahren) zeichnen sich – aufgrund weiter zunehmender Verwissenschaftlichung und Technisierung – durch einen sehr hohen Grad an (technik-)medizinischer Versorgung aus. Die Lebensmittelversorgung ist bestens. Gleichzeitig trägt das hohe Bildungsniveau tendenziell zu einer gesundheitsorientierten Lebensweise bei.

Diese gesellschaftlichen Rahmenbedingungen – sie können als weitergehende Domestizierungsprozesse in der Zweiten Moderne begriffen werden – gehen einher mit einer gleichbleibend niedrigen Mortalität und einer weiter

5.3 Zweite bzw. reflexive Moderne

kontinuierlich steigenden Lebenserwartung von derzeit ca. 80 bis 84 Jahren[114]. Das bedeutet: Immer mehr Menschen werden immer älter. Das Erleben eines hohen Alters wird zur kollektiven Erfahrung und damit zum Element der Sozialstruktur (vgl. Ehmer 1990: 196). Langlebigkeit bzw. Hochaltrigkeit wird ab dem späten 20. Jahrhundert für die Bevölkerungen moderner Gesellschaften insofern zu einem *Massenphänomen* und damit zur Norm (vgl. Schimany 2003: 303).[115] Die steigende Lebenserwartung kann in zweifacher Hinsicht als radikalisiert bezeichnet werden: Einerseits wird auch für die Zukunft von einer weiter steigenden Lebenserwartung ausgegangen; andererseits gilt sie nun für die gesamte Bevölkerung.[116]

Folge dieses „Triumphs der Moderne" ist das Altern der gesamten Bevölkerung, das *demografische Altern*. Es wird in Anlehnung an Dinkel (1994: 65) als eine Steigerung des Durchschnitts- oder Medianalters einer Bevölkerung definiert.[117] Mit dem Instrumentarium der Theorie reflexiver Modernisierung ausgedrückt, kann es als eine nicht-intendierte Nebenfolge (erster Ordnung) der Domestizierungsprozesse begriffen werden.[118] Meine These ist, dass diese an sich unproblematische Entwicklung erst dann zum Problem wird, wenn sie mit weiteren nicht-intendierten Nebenfolgen (erster Ordnung) der Ersten Moderne in Wechselbeziehung tritt. Diese Korrelationen führen zu nicht-intendierten Nebenfolgen zweiter Ordnung, so die Vermutung, die massive Probleme bei

---

114 Die Zahlen differieren geschlechtsspezifisch: Der Anstieg der Lebenserwartung der Frauen verläuft steiler als der der Männer und hat einen beträchtlichen geschlechtsspezifischen Unterschied zur Folge: Gegenwärtig beträgt die Differenz in modernen Gesellschaften ca. sechs Jahre bei der Geburt und vier Jahre im Alter von 60 Jahren.

115 Imhof (1988: 21) verweist mit Nachdruck darauf, dass diese Entwicklung keine „natürliche" ist. Er betont: „Glich unsere Absterbe-Ordnung vor drei Jahrhunderten noch weitgehend derjenigen einer ‚Tierpopulation in freier Natur', so leben wir heute wie unter guten Laborbedingungen" (ebd.). Nach Ehmer sind enorme Anstrengungen nötig, um diesen künstlich-prekären und anfällig-gefährdeten Zustand auf Dauer zu halten (1990: 199f.).

116 Tews (1993, 1999, 2000) bezeichnet diese Entwicklung als ein dreifaches Altern, denn einerseits nimmt die absolute Zahl der älteren Menschen kontinuierlich zu, andererseits zugleich auch der relative Anteil der älteren Bevölkerungsgruppe im Verhältnis zur Zahl der jüngeren Menschen. Darüber hinaus verweist er ebenfalls auf den starken Anstieg der Zahl der Hochaltrigen.

117 Dass für das demografische Altern auch der Fertilitätsrückgang von Bedeutung ist, ist unbestritten. Dieser wird hier jedoch unter Einbezug der Argumentation von Dinkel (1994: 69) und Schimany (2003: 256) nicht im Mittelpunkt stehen. Beide Autoren gehen davon aus, dass die in den letzten Jahrzehnten stattfindenden Veränderungen in der Sterblichkeit den bedeutsamsten Beitrag zur demografischen Alterung leisten (vgl. hierzu auch Schimany 2003: 256). Demnach erscheint es legitim, sich im Folgenden vor allem auf den Mortalitätsaspekt zu konzentrieren, ohne dass damit die Wichtigkeit des Fertilitätsrückgangs für Alterungsprozesse geleugnet werden soll.

118 Auch Schroeter (2000) betrachtet den Alterungsprozess der Gesellschaft als einen „ungeplanten Prozess", was mit dem Nebenfolgenargument vergleichbar ist. Er argumentiert jedoch vor dem Hintergrund der Eliasschen Figurationstheorie.

zahlreichen erstmodernen Institutionen hervorrufen. Vor dem Hintergrund dieser Argumentation können die „zweitmodernen" Veränderungen als Ergebnis eines endogenen Prozesses der Modernisierung selbst verstanden werden, der die eigenen institutionellen Grundlagen zunehmend in Frage stellt (vgl. Beck, Bonß 2001, Leisering 1992: 2).

5.3.1 Institutionenebene

Die Erhöhung des tatsächlichen Lebensalters bei einer gleichzeitig sinkenden – sozial konstruierten – Altersgrenze „Ruhestand" geht mit einem erheblichen Anstieg des Anteils der Rentner an der Bevölkerung einher. Diese Entwicklung wird in der wissenschaftlichen und öffentlichen Diskussion mit einer Vielzahl von Problemen assoziiert, die vorhandene erstmoderne Institutionen zunehmend in Frage stellen. Als wichtige Problemlagen werden beispielsweise der Verlust von „Humankapital" für Betriebe und Volkswirtschaft und das Sinken des Arbeitskräftepotenzials genannt, was den Arbeitsmarkt gefährde. Es wird eine Nicht-Finanzierbarkeit des Rentensystems befürchtet, mit bisher kaum einschätzbaren notwendigen Steigerungen der Beitragssätze für die Erwerbstätigen. Aber auch die Krankenversicherung erscheint durch eine starke Zunahme des Anteils der Älteren an der Bevölkerung gefährdet, da diese die Systeme stärker belasten als Jüngere. Daneben wird auf die mangelnde Generationengerechtigkeit (vgl. Engstler 2006: 85) und auf massive Verschiebungen in der Struktur der politischen Willensbildung hingewiesen (vgl. Leisering 1992: 162f., Tews 1987: 142). Die Liste ließe sich endlos verlängern.

Nur auf einige dieser zahlreichen Problemlagen kann im Folgenden eingegangen werden. Bevor exemplarisch die Veränderungen der „Anliegerinstitutionen" des Normallebenslaufs: „Arbeitsmarkt", „gesetzliche Rentenversicherung (GRV)" und „gesetzliche Krankenversicherung (GKV)"[119] diskutiert werden, werden zunächst allgemeine Veränderungen des „Normallebenslaufs" beschrieben.[120] Mayer diagnostiziert Folgendes:

---

119 Da 89% der Bevölkerung in der GKV und nur 9% privat versichert sind (vgl. Schimany 2003: 417), konzentrieren sich die Ausführungen auf die GKV. Dass die GKV hier als eine „Anliegerinstitution" des Normallebenslaufs verstanden wird, liegt darin begründet, dass sie auf dem Umlageverfahren (bzw. dem „Generationenvertrag") beruht, das die durch den Normallebenslauf konstruierten Altersgruppen in Beziehung zueinander setzt.

120 Veränderungen einer weiteren wesentlichen Anliegerinstitution, der „Familie", werden hier aus Platzgründen nur in einer Fußnote stichwortartig zusammengefasst: Durch die weiter steigende Lebensspanne, die sinkende Geburtenrate und die Konzentration der Geburten auf eine frühe Zeit im Familienzyklus hat sich die Phase der „nachelterlichen Gefährtenschaft" weiter ausgedehnt (vgl. Beck-Gernsheim 1993: 159, Schimany 2003: 361, Nave-Herz 1998: 302f.). Darüber hinaus erhält die Familie immer mehr die Form einer „Bohnenstange", bei der aufgrund der Langlebigkeit die Anzahl der gleichzeitig lebenden Generationen weiter ansteigt,

"die Dreiteilung der klar voneinander getrennten *Phasen sei flexibilisiert*, Frauen verfolgten – teils freiwillig, teils unfreiwillig – eigenständige Lebensentwürfe und die Lebensbereiche Familie und Arbeit seien *weniger altersnormiert, weniger zielgerichtet* und *weniger einheitlich*" (Mayer 2001: 453, kursiv nicht im Original).

Kohli (1985, 1994) spricht daher auch von einer zunehmenden *De-Institutionalisierung* des Lebenslaufs.

Dass sich damit auch die so genannte *Altersphase* wandelt, ist naheliegend. Zu einem adäquaten Verständnis ihrer wichtigsten Veränderung kann der von Laslett (1995) eingeführte Begriff des „Dritten Alters" beitragen. Laslett diagnostiziert, dass sich die Phase zwischen Erwerbsarbeit und Tod durch die immer längere Lebensspanne und eine der Tendenz nach sinkenden sozial konstruierten Altersgrenze immer weiter ausdehnt, was ihn dazu veranlasst, vom Entstehen einer neuen, dritten Lebensphase zu sprechen, die er von einer vierten Lebensphase – der Zeit des Verfalls und des Sterbens – abgrenzt (vgl. hierzu auch Schimany 2003: 21). Mit dem „Dritten Alter" werden aufgrund verbesserter Ressourcen wie Gesundheit, Bildung und Einkommen meist neue Gestaltungschancen verbunden, so dass Imhof (1981) auch von den „gewonnenen Jahren" spricht. Und Kohli erklärt, dass sich das Alter von einer bloßen „Restzeit", die es irgendwie zu durchleben gilt, zu einer Lebensphase entwickelt hat, die „nach neuen Handlungsprojekten ruft" (Kohli 1994: 230).

Nach Backes lässt sich die Altersphase darüber hinaus als eine Phase zunehmender Unbestimmtheit („plurales" Alter) beschreiben, da sie immer weniger eine begrenzte Phase der Abhängigkeit und des Ausgegliedertseins aus gesellschaftlichen Bezügen ist, sondern eine Vielzahl unterschiedlicher „Kulturen" und institutioneller Kontexte (wie Erwerbsleben, nachberufliche Tätigkeiten, verschiedene Formen der aktiven Hilfeleistung etc.) umfasst (vgl. Backes 1997: 16). Es kann insofern von einer *Ausdifferenzierung der Lebensphase Alter* gesprochen werden, die mit einer institutionellen Unbestimmtheit einhergeht.

Hinzu kommt ein allmähliches „Verschwimmen" ihrer unteren Grenze, wie Kohli 1985 schon früh andeutet. Denn zunehmend verschwindet die bislang relativ eindeutige Altersmarke „Ruhestand" und macht einer Übergangsphase Platz, die zum Gegenstand individueller Planung und Entscheidung wird. Es

---

während durch den Geburtenrückgang die Anzahl der Mitglieder pro Generation abnimmt (vgl. Benstson/Schütze 1992: 499). Es ist zudem zu vermuten, dass die Zahl der enkellosen Älteren in Zukunft steigen wird (vgl. Beck-Gernsheim 1993: 163). Zugleich sieht sich die mittlere Generation immer häufiger in der Situation, gleichzeitig sowohl die eigenen Eltern als auch ihre Kinder versorgen und unterstützen zu müssen (vgl. ebd.). Es zeigen sich insofern einschneidende Veränderungen innerhalb der Familie, die die bislang institutionalisierten gängigen Muster des Zusammenlebens zunehmend in Frage stellen und insbesondere Fragen nach der künftigen Betreuung der Älteren aufwerfen. Siehe hierzu ausführlich Backes (1997, 1998b) oder Beck-Gernsheim (1993).

gibt zwar nach wie vor institutionell geregelte Phasen und Übergänge, die allerdings von unterschiedlichen Gruppen in sehr unterschiedlicher Weise und zu unterschiedlichen Zeitpunkten erlebt werden, so diagnostiziert Backes (1997: 16). Diese Veränderungen verweisen ebenfalls auf einen Prozess allmählicher De-Institutionalisierung des Normallebenslaufs bzw. auf eine zumindest partielle *Auflösung der bisher institutionalisierten Verlaufsmuster des Lebens* (vgl. auch Schroeter 2000: 90, Jones, Leontowitsch, Higgs 2010).

Der *Wandel auf dem Arbeitsmarkt*[121] – mit Fokus auf altersspezifischen Veränderungen – lässt sich gleichfalls als Problem zunehmenden Infragestellens bisheriger institutioneller Arrangements begreifen. Die Teilnahme Älterer am Erwerbsleben ist drastisch gesunken. Zwar zeigt sich dieser Trend schon seit den letzten einhundert Jahren. Dennoch hat er sich nach Aussage zahlreicher Autoren in den letzten Jahrzehnten massiv verschärft.[122] Das zunehmende Aussteigen aus dem Arbeitsmarkt – zunächst der 60- bis 64-Jährigen und dann auch der 55- bis 59-Jährigen – signalisiert für Ehmer, dass die für lange Zeit gültige „Altersmarke" von 65 Jahren[123] (für Männer) als Regelinstrument des Rückzugs vom Arbeitsmarkt an Bedeutung verloren hat (vgl. Ehmer 1990: 136).[124] An die Stelle einer bis dahin relativ eindeutigen Altersgrenze tritt nun eine Übergangsphase, in der andere Regulationssysteme an Bedeutung gewinnen (vgl. ebd., 149). Frühausgliederungen aus dem Erwerbsleben (z.B. durch Altersteilzeit) und Frühverrentungen spielen in den letzten Dekaden des 20. Jahrhunderts eine große Rolle und haben dazu beigetragen, dass sich der Übergangszeitpunkt in den Ruhestand biografisch immer weiter in ein jüngeres Alter verschiebt (vgl. Engstler 2006: 85).

Sucht man nach Gründen für das starke Sinken der Erwerbsbeteiligung Älterer, dann sind zum einen Veränderungen im *Wirtschaftssektor* zu nennen (vgl. Ehmer 1990: 139ff.). Zahlreiche Krisen und Umstrukturierungen werden von

---

121 Grundsätzlich ist die Entwicklung des Arbeitsmarktes bzw. des Arbeitskräftepotenzials bestimmt durch mehrere Komponenten: Sie ist abhängig von demografischen Veränderungen, aber auch von der Erwerbsbeteiligung (Verhaltenskomponente). Die demografische Komponente wirkt sich über die Bevölkerungszahl, die Bevölkerungsstruktur und die Wanderung aus.
122 Vgl. z.B. Ehmer 1990: 136, Schimany 2003: 442, Kohli 1994: 230, 1985: 23. Die Abnahme der Alterserwerbsarbeit scheint allerdings seit ca. 1995 an eine untere Grenze gestoßen zu sein (vgl. Schimany 2003: 442).
123 Die Ruhestandsgrenze lag in Deutschland bis 1996 bei 65 Jahren für Männer und 60 Jahren für Frauen (vgl. Engstler 2004: 5).
124 Während bei den Männern die Erwerbsquote der verschiedenen Altersgruppen seit den 70er Jahren bis 1995 kontinuierlich zurückgeht, ist die Situation der Frauen insofern komplexer, als hier mit der steigenden Frauenerwerbstätigkeit und der abnehmenden Alterserwerbstätigkeit zwei gegenläufige Trends aufeinander treffen. Bei den 50- bis 54-Jährigen und bei den 55- bis 59-Jährigen wirkt sich vor allem der erste Trend aus, bei den über 60-Jährigen dagegen der zweite (vgl. Schimany 2003: 442).

den Unternehmern dazu genutzt, sich gerade ihrer älteren Arbeitnehmer zu entledigen, die im Zuge „weitergehender Modernisierungen" der Unternehmungen als immer weniger leistungsfähig angesehen werden (vgl. Arbeitsgruppe Sozialpolitik 1988).[125] Der Rückgang der Erwerbsbeteiligung Älterer hat aber noch weitere Gründe: Insbesondere mit dem seit Mitte der 1950er Jahre weiter vorangetriebenen *Ausbau des staatlichen Alterssicherungssystems* ist nach Ehmer der Anreiz für Ältere gestiegen, freiwillig aus dem Arbeitsmarkt auszuscheiden (vgl. Ehmer 1990: 140).

Der Ausschluss Älterer vom Arbeitsmarkt findet bis Anfang der 1990er Jahre das Einverständnis von Staat, Arbeitgebern und Gewerkschaften, da er ein sozial verträgliches Mittel darstellt, die in dieser Zeit steigende Arbeitslosigkeit abzumildern und damit den Arbeitsmarkt zu entlasten. Von der Politik wird die Frühverrentung zunächst als ein Angebot erhöhter Dispositionsfreiheit an die Älteren verstanden und später dann immer mehr als Instrument zur Entlastung des Arbeitsmarktes in einer Phase des Arbeitskräfteüberschusses akzeptiert (vgl. Arbeitsgruppe Sozialpolitik 1988: 139). Damit wird eine neue Form des Interessensausgleichs zwischen den Generationen staatlich gefördert:

> „eine Altersgruppe tritt mehr oder weniger freiwillig verfrüht aus dem Arbeitsleben aus, macht jüngeren Jahrgängen Platz und erhält dafür finanzielle Anreize, scheinbar vom Staat, letztlich aber von der zu ‚Arbeitsplatzbesitzern' gewordenen jüngeren Generation",

so formuliert es die Arbeitsgruppe Sozialpolitik (1988: 141). Mit diesem Instrument sind die Älteren zur „Manövriermasse" der Arbeitsmarktpolitik geworden. Zugunsten der Arbeitslosenversicherung werden nun die Rentenversicherung und der Staatshaushalt finanziell stärker belastet.

Vor dem Hintergrund der kontinuierlich länger werdenden Altersphase – durch die weiter steigende Lebenserwartung und die tendenzielle Verjüngung des Renteneintrittsalters – und die dadurch immer stärker belasteten Rentenkassen gerät diese Maßnahme allerdings zunehmend in die Kritik. Der Staat versucht seitdem, durch Gesetzesreformen im Bereich des Renten- und Arbeitsförderungsrechts (mit Bedeutung für den Übergang in den Ruhestand) den Trend

---

125 Zwar gibt es durchaus Hinweise dafür, dass sich das Alter negativ auf die Arbeitsfähigkeit auswirkt. Nach Rosenmayr (1969: 322) kann in Laborexperimenten nachgewiesen werden, dass kognitive und physiologische Leistungen eine gewisse Schwächung erfahren. Diese Veränderungen setzen allerdings schon vor dem 30. Lebensjahr ein. Zudem sind, so argumentiert Rosenmayr, diese Ergebnisse kaum für die Praxis evident, da „in einer gegebenen Arbeitssituation die Leistungsfähigkeit kaum je bis zum äußersten beansprucht wird und überdies Ältere vielfach durch ihre Erfahrung und die Tendenz zu größerer Genauigkeit Kompensationsmöglichkeiten haben" (ebd.). Darüber hinaus kann angenommen werden, dass ältere Arbeitnehmer oft stark motiviert sind, ihre noch bestehende Leistungsfähigkeit zu beweisen.

zur Frühverrentung zu stoppen. Maßnahmen wie die Anhebung von Altersgrenzen, das Einführen von Abschlägen bei frühzeitigem Rentenbeginn, die Verschärfung von Anspruchsvoraussetzungen etc. sollen nach Engstler die Älteren zu einem längeren Verbleib im Erwerbsleben bewegen (vgl. Engstler 2006: 86).[126]

Trotz der veränderten Rechtslage wird nach Aussage verschiedener Autoren der frühe Ausstieg aus dem Erwerbsleben nach Möglichkeit weiter praktiziert, da Ältere mit zwei wichtigen Problemen zu kämpfen haben: mit dem Qualifizierungs- und dem Gesundheitsrisiko.[127] Qualifizierungsprobleme ergeben sich aufgrund vielfältiger Innovationen bei Produktions- und Arbeitsprozessen, häufig bedingt durch den technischen Fortschritt. Ältere sind davon insofern stärker betroffen als Jüngere, als sie im Verlauf ihres Arbeitslebens häufig durch Spezialisierungen eine Einschränkung ihrer Qualifikation erfahren (vgl. Schimany 2003: 443). Darüber hinaus nehmen Ältere deutlich seltener an betrieblichen Weiterbildungen teil, da die Opportunitätskosten der Bildungsteilnahme für sie höher sind und/oder sie häufig nicht mehr dem primären Arbeitsmarkt angehören. Zudem weisen Ältere häufiger als Jüngere gesundheitliche Einschränkungen auf, was insofern an Relevanz gewinnt, als in Zukunft mit weiter steigenden Arbeitsbelastungen gerechnet werden muss (vgl. Frerichs, Naegele 1998: 242ff.).[128] Auch die betriebliche Personalpolitik ist weiterhin in Richtung Frühverrentung orientiert. Vor allem Großunternehmen nutzen staatliche Regulationssysteme für die Übergangsphase in den Ruhestand zur „sozial verträglichen" Umstrukturierung und zum Personalabbau (vgl. Koller 2001: 6, Engstler 2006: 89).

Folge ist, dass Ältere überdurchschnittlich häufig *arbeitslos* sind. Seit den 1990er Jahren ist nach Schimany rund ein Drittel aller Arbeitslosen 50 Jahre und älter (vgl. Schimany 2003: 444 oder auch Koller 2001: 6). Das Alter ist inzwischen die wichtigste Determinante von Langzeitarbeitslosigkeit, und es zeigt sich darüber hinaus die Tendenz, dass die durchschnittliche Dauer der Arbeitslosigkeit Älterer weiter kontinuierlich ansteigt. Langzeitprognosen[129] zur zukünftigen Arbeitsmarktentwicklung gehen davon aus, dass der Anteil älterer Erwerbstätiger bis zum Jahre 2020 wieder langsam zunehmen wird, um die Sicherung des Humankapitals bei einer „schrumpfenden" Bevölkerung zumindest einigermaßen zu gewährleisten. Dennoch wird das demografische Altern

---

126 Eine gelungene Übersicht über die wichtigsten Gesetzesreformen seit 1996 enthält die Veröffentlichung von Engstler (2004: 26ff.).
127 Vgl. z.B. Frerichs, Frerich, Naegele, Gerhard 1998, Engstler 2006: 89.
128 Nicht zu unterschätzen ist nach Ehmer (1990: 146), dass immer noch viele Menschen aufgrund von Invalidität aus dem Erwerbsleben ausscheiden.
129 Vgl. z.B. VDR 1998, Bellmann, Hilpert, Kistler, Wahse 2003, Fuchs, Thon 1999, Schimany 2003: 452.

5.3 Zweite bzw. reflexive Moderne

weiterhin die Funktionsfähigkeit des Arbeitsmarktes gefährden, so die These, da vor allem in der betrieblichen Personalpolitik an der Überzeugung festgehalten wird, dass Ältere den Anforderungen des Arbeitslebens nicht mehr genügen.

Ein weiteres Problem ist mit den Veränderungen auf dem Arbeitsmarkt verbunden: Bleibt der Anteil der Erwerbstätigen mehr oder weniger gleich oder sinkt sogar[130] und wird die Zahl der Nicht-(mehr)Erwerbstätigen immer größer, dann geraten gleichzeitig die sozialen Sicherungssysteme in eine Funktionskrise. Denn die Arbeits- und Lohnzentrierung der staatlichen Sicherungssysteme bewirkt eine massive Abhängigkeit ihrer Finanzierungslage von der Arbeitsmarktsituation und den Beschäftigungsstrukturen. Insofern haben Veränderungen der institutionellen Arrangements auf dem Arbeitsmarkt direkte Folgen für die Institutionen der sozialen Sicherung.

Die Situation kann folgendermaßen interpretiert werden: Das demografische Altern – eine nicht-intendierte Nebenfolge erster Ordnung – wird dann zum Problem, wenn wirtschaftliche und sozialstaatliche institutionelle Arrangements die Erwerbstätigkeit Älterer strukturell und normativ eher verhindern. Ein Problem entsteht in dem Maße, in dem die Arbeitskraft Älterer auf dem Arbeitsmarkt nicht mehr nachgefragt wird und in dem der Sozialstaat zu einem umfassenden und bevölkerungsweit institutionalisierten System sozialstaatlicher Daseinsvorsorge[131] geworden ist (vgl. auch Leisering 1992: 34, Backes 1998a: 257). Insofern kann das demografische Altern nicht allein als Ursache für die problematisch werdenden institutionellen Arrangements von Arbeitsmarkt und Sozialstaat interpretiert werden, sondern zugleich als Folge ebendieser Arrangements – mit ihren nicht-intendierten Nebenfolgen – selbst. Insbesondere durch die Einführung verbindlicher „Altersmarken" wie der Ruhestandsgrenze, den Ruhestandsregelungen, dem damit verbundenen Alterssicherungssystem und dessen normativen Implikationen werden Regelungen geschaffen, die den Älteren einen Ausstieg aus dem Erwerbssystem ausdrücklich nahelegen und damit das demografische Altern zum gesellschaftlichen Problem werden lassen. Darüber hinaus lässt sich festhalten, dass institutionelle Arrangements eines Systems, die getroffen werden, um systeminterne Probleme zu lösen, durch ihre Verflochtenheit mit anderen Systemen weitreichende nicht-intendierte Nebenfolgen gerade in den anderen Systemen verursachen können, die zu deren Überforderung führen.

---

130 Davon kann aufgrund der konstant niedrigen Geburtenrate ausgegangen werden.
131 Leisering unterscheidet in Anlehnung an Alber (1982: 205) drei Dimensionen öffentlicher Versorgungsleistungen, die Einfluss auf die Versorgungslast nehmen: die Zielgruppendimension, die festlegt, welche Zielgruppe durch die Versorgungsleistung erreicht werden soll (Programm), die Teilhabedimension, die die Personen erfasst, die die Leistungen in Anspruch nehmen, und die Bedarfsdimension, die die Höhe der Leistungen bezeichnet (vgl. Leisering 1992: 63f.). Sowohl auf die Zielgruppen- als auch auf die Bedarfsdimension hat der Staat direkten Einfluss und kann dadurch die Höhe der Versorgungslast beeinflussen.

Eine „Freisetzung" Älterer mag beispielsweise für das System Wirtschaft effizient sein, wird aber für die sozialen Sicherungssysteme zum massiven Problem. Insbesondere seit den 80er Jahren rückt das Spannungsverhältnis zwischen *gesetzlicher Rentenversicherung (GRV)* und demografischer Alterung immer mehr in den Mittelpunkt öffentlicher Kontroversen.[132] Die Sorge vor einem weiter steigenden Beitragssatz bei zugleich sinkenden Renten stellt die bisherige Akzeptanz des Umlageverfahrens – des „Generationenvertrags" – in Frage (vgl. Backes 1997: 94). Erstmals wird zu dieser Zeit die Budgetkonkurrenz zwischen der Gruppe der Erwerbstätigen und der der Nicht-Erwerbstätigen offenbar, so diagnostiziert Leisering (1992: 43).[133] Es werden Befürchtungen laut, dass zukünftige Generationen keine vergleichbaren Chancen auf Bedürfnisbefriedigung in ökonomischer, ökologischer und sozialer Hinsicht haben werden wie ihre Vorgänger-Generationen (vgl. z.B. Tremmel 2005, Mohl 1993). Schimany stellt fest, dass die steigenden Ausgaben für die Finanzierung der „unproduktiven" Generation zur immer stärkeren Belastung der „produktiven" Generation führen, ohne dass diese sicher sein kann, im Alter selbst ausreichend versorgt zu werden (vgl. Schimany 2003: 398).[134]

Die Situation kann mit Hilfe des theoretischen Instrumentariums folgendermaßen beschrieben werden: Das *Risiko* mangelnder Existenzsicherung im Alter – nicht-intendierte Nebenfolge erster Ordnung der Ausgliederung Älterer vom Arbeitsmarkt – wird in der Ersten Moderne erfolgreich durch die Institutionalisierung eines zunehmend umfassenden Alterssicherungssystems – eines Risikomanagementsystems – bewältigt. Und gerade dieses System wird in der Zweiten Moderne durch das Entstehen einer weiteren Nebenfolge erster Ordnung überfordert: dem demografischen Altern, das als eine Nebenfolge der längeren Lebenszeit interpretiert wird. Die Grundlagen des Alterssicherungssystems werden zunehmend in Frage gestellt, da es nicht adäquat auf Verschiebungen in der Generationenlage reagieren kann. Sinkt die Zahl der Beitragszahler, während der Anteil der Rentenbezieher steigt, gerät es in die Krise. Indem es also weiterhin und verstärkt der Bewältigung des Risikos „Altersarmut" dient,

---

132 Die Größe der Herausforderung für den Sozialstaat kann nach Leisering schon allein daran ermessen werden, dass die Institutionalisierung umfassender sozialstaatlicher Versorgung zu der historisch einmaligen Situation geführt hat, dass heute annähernd die Hälfte des Lebens eine ökonomisch „inaktive Zeit" ist (Leisering 1992: 145).

133 Leisering unterscheidet genauer zwischen den jungen (Noch-)Nicht-Erwerbstätigen, den Erwerbstätigen mittleren Alters und den alten Nicht-(mehr-)Erwerbstätigen (vgl. Leisering 1992: 18). Diese trennscharfe soziale Gliederung der Bevölkerung ist nach ihm in hohem Maße durch den Staat konstituiert.

134 Die Einkommenstransfers für Alte und Hinterbliebene entsprechen im Jahre 2000 immerhin schon 12% des Bruttoinlandsprodukts, mit stetig steigender Tendenz (vgl. Schimany 2003: 392). Die „unproduktive" jüngere Generation der Kinder und Jugendlichen wird hier vernachlässigt, da ihre Versorgung weitgehend durch die privaten Haushalte geleistet wird.

5.3 Zweite bzw. reflexive Moderne

gefährdet es gleichzeitig seine Funktionsfähigkeit. Mit anderen Worten: Es produziert dabei zugleich systemgefährdende Risiken (vgl. Leisering 1992: 218). Das Entstehen dieser *"Systemrisiken"* liegt insofern im System selbst begründet. Und das Paradoxon des „Übels" besteht darin, dass es aus dem Streben nach dem allgemein anerkannt „Guten" – Daseinsvorsorge im Alter – resultiert, und nicht aus vermeidbaren Fehlern des einen oder anderen.[135] Insofern wird die Alterssicherung Opfer ihres eigenen Erfolges. Ihr zukünftiges Funktionieren wird ungewiss, was als Nebenfolge zweiter Ordnung interpretiert werden kann. Und damit wird die existenzielle Sicherheit einer Vielzahl von Menschen in Zukunft in Frage gestellt (vgl. auch Leisering 1992: 151).[136]

Eine wichtige Frage schließt sich hier an: Lässt sich diese Anfälligkeit des Systems bewältigen? Aus Sicht von Leisering lässt sich die Krise des Systems nur durch systemimmanente Strategien weiterer Risikosteigerung überwinden, die sich in einer Komplexifizierung des Systems manifestieren (vgl. Leisering 1992: 220). Er entwickelt auf der Basis von Vorschlägen aus Wissenschaft und Politik die Idee einer *Regelbindung der Alterssicherung*, die flexibel auf Bevölkerungsveränderungen reagieren kann (vgl. ebd., 194). Aus theoretischer Perspektive kann dieser Vorschlag als die Institutionalisierung einer Selbststeuerung des Systems begriffen werden, die sich beispielsweise an basalen Individualrechten, institutionenbezogenen Normen und institutionellen Selbststeuerungsmechanismen orientiert (vgl. ebd., 197, oder auch Höpflinger 1997: 196).

Eine derartige Form der Sozialpolitik müsste allerdings in der Lage sein, nicht-intendierte Nebenfolgen erster *und* zweiter Ordnung ihres eigenen Handelns systematisch zu reflektieren und bei der Gestaltung des Leistungssystems zu berücksichtigen. Probleme ergeben sich zudem dadurch, dass Systemregeln zwangsläufig selektiv sind: Sie sind nur auf ein spezifisches System bezogen und blenden dadurch mögliche entstehende Nebenfolgen in anderen Systemen (hier z.B. dem Arbeitsmarkt) systematisch aus.[137] Diese können dort zu nicht

---

135 Vgl. zu dieser Argumentationsfigur auch Makropoulos (1990: 419).
136 Wer in einer Zeit mit einem „ungünstigen" Altersquotienten lebt, hat möglicherweise Pech gehabt und kann sich nur durch kluge Voraussicht und zusätzliche private Vorsorge für existenzielle Probleme im Alter wappnen. Leisering verweist allerdings darauf, dass sich auch die privaten Versicherungen bei einem Wandel makrosozialer Parameter zu Anpassungsmaßnahmen gezwungen sehen (vgl. Leisering 1992: 182ff.). Denn: „In Zeiten eines Rentnerbergs notwendig werdende vermehrte Kapitalauflösungen privater Versicherungen sind nämlich volkswirtschaftlich Entsparvorgänge, die ein entsprechend vermehrtes Sparen (d.h. Konsumverzichte) bei potenziellen Käufern (d.h. im Wesentlichen den Erwerbstätigen einschließlich der Nicht-Versicherten) voraussetzen. Finden sich nicht genug Käufer, sinkt der reale Wert der Kapitalien und damit die Höhe der Altersruhegelder" (ebd., 183).
137 Das ist z.B. dann der Fall, wenn die Lebensarbeitszeit aus Gründen der Rentenfinanzierung verlängert wird, ohne dabei die Frage der möglichen Arbeitslosigkeit Älterer mit zu berücksichtigen.

bearbeitbaren Konsequenzen führen. Ebenso können die Nebenfolgen anderer Systeme kaum berücksichtigt werden, deren Wirkungen allerdings wiederum das Alterssicherungssystem gefährden können (vgl. Leisering 1992: 200). Und gerade zwischen Alterssicherungssystem und Arbeitsmarkt existieren zahlreiche institutionelle Verschränkungen, die das Entstehen von Nebenfolgen zweiter Ordnung wahrscheinlich machen.

Diese Situationsbeschreibung entspricht den allgemeinen Thesen der Theorie reflexiver Modernisierung. Vertreter der Theorie betonen, dass das Handeln in der Zweiten Moderne vor allem durch die Erwartung des Unerwarteten bestimmt wird. Sie erklären:

> „Entscheidungen werden durch die Erwartung unerwarteter Nebenfolgen dominiert, und zwar (möglicherweise) sowohl was die Abfolge betrifft – die Erwartung der Folgen läuft den Entscheidungen voraus – als auch was ihre Dominanz betrifft – die Erwartung unerwarteter Nebenfolgen dominiert den Diskurs über die noch nicht getroffene Entscheidung. (...) Die Nebenfolgen werden zum integralen Bestandteil der Fakten und Tatsachen" (Beck, Bonß, Lau 2001: 41f.).

Vor diesem Hintergrund kann festgehalten werden: Das Alterssicherungssystem muss zukünftig in der Lage sein, flexibel auf nicht-intendierte Nebenfolgen zu reagieren. Es wird keine generellen Problemlösungen erzeugen können, sondern allenfalls „Ad-hoc-Lösungen für Ad-hoc-Dispute und –Probleme" (Beck, Bonß, Lau 2001: 42).[138] Insofern werden zeitlich begrenzte Institutionen und eine permanente Reflexion der Nebenfolgen immer mehr an Bedeutung gewinnen.

Vergleichbar mit der Situation der GRV wird auch bei der *gesetzlichen Krankenversicherung (GKV)* mit Problemen aufgrund des demografischen Alterns bzw. des Anstiegs der Nicht-(mehr-)Erwerbstätigen gerechnet, da auch ihre Leistungen im Rahmen des „Generationenvertrags" erbracht werden.[139] Hinzu kommt, dass davon ausgegangen wird, dass ältere Menschen im Durchschnitt eine höhere Inanspruchnahme von Gesundheitsleistungen aufweisen als jüngere (vgl. Arbeitsgruppe Sozialpolitik 1988). Die gesetzlichen Krankenkassen haben seit Jahren mit Finanzierungsproblemen zu kämpfen, die sich in den nächsten Jahrzehnten durch das demografische Altern noch weiter verschärfen

---

138 Ein Festhalten am „alten" System der Alterssicherung bezeichnen heute nicht nur seine Gegner als sinnlos und anachronistisch, so betont Backes (1997: 369). Denn die Probleme der Finanzierbarkeit entstehen aus ihrer Perspektive weniger aufgrund des demografischen Alterns als vielmehr durch steigende Arbeitslosigkeit. Nach Backes stellt sich hier die Frage, ob es sich eine Gesellschaft leisten kann, „einen immer größer werdenden erheblichen Anteil leistungs- und teilhabebereiter sowie -fähiger Menschen auszuschließen und ‚sicherzustellen'" (Backes 1997: 370).

139 Allerdings führt eine Erhöhung des Rentnerquotienten in der GKV zu einer geringeren Steigerung des Beitragssatzes als in der GRV, da nicht nur Erwerbstätige, sondern auch Rentner Beiträge zur GKV entrichten.

werden und so das gesamte System in Frage stellen könnten, so lautet die gängige Argumentation in der öffentlichen Diskussion.

Das demografische Altern beeinflusst den Beitragssatz der GKV direkt durch das Verhältnis der Zahl der Rentner zur Zahl der erwerbstätigen Beitragszahler. Indirekt wirkt es zum einen auf den Quotienten „Durchschnittsausgaben für Rentner/Durchschnittsausgaben für erwerbstätige Beitragszahler" und den Quotienten „Durchschnittsrente/durchschnittliches beitragspflichtiges Arbeitseinkommen" ein (vgl. Schimany 2003: 418). Es beeinflusst insofern die Einnahmen und Ausgaben der GKV gleichermaßen. Schätzungen gehen davon aus, dass die gesamten GKV-Behandlungsausgaben bis zum Jahr 2016 zunehmen werden, da geringere Ausgaben aufgrund des Bevölkerungsrückgangs durch die höheren Ausgaben infolge der Alterung der Bevölkerung überkompensiert werden (vgl. Erbsland, Wille 1995: 672).[140] Erst nach 2016 sei der ausgabensenkende Effekt des Bevölkerungsrückgangs stärker als der ausgabensteigernde Effekt des demographischen Alterns. Die Pro-Kopf-Behandlungsausgaben hingegen werden weiterhin kontinuierlich steigen, so die Prognose von Schimany (2003: 420).[141]

Über die Wechselbeziehungen zwischen der verlängerten Lebensspanne und einer Zunahme an Krankheiten – und damit verbunden steigenden Kosten für die GKV – wird in der Wissenschaft eine kontroverse Diskussion geführt: Einerseits lässt sich zeigen, dass sich der Gesundheitszustand aller Altersgruppen – und damit auch der über 60- bzw. 80-Jährigen – in den letzten Jahrzehnten deutlich verbessert hat (vgl. Schimany 2003: 412). Andererseits nimmt die Zahl der Erkrankungen mit zunehmendem Alter zu (Alters-Multimorbidität). Insbesondere für die Gruppe der Hochaltrigen ist umstritten, ob bzw. inwieweit sie die „gewonnenen Lebensjahre" in Krankheit verbringen und damit die GKV belasten. Bei dieser Frage stehen sich zwei Extrempositionen gegenüber: Die Vertreter der „*Kompressionsthese*" gehen davon aus, dass sich die Morbidität im Alter aufgrund des medizinischen Fortschritts und der gesünderen Lebensweise auf eine relativ kurze Zeit vor dem Sterben konzentriert und die Anzahl der Krankenjahre immer kürzer wird (vgl. Fries 1989, Felder, Zweifel 1996, Altenbericht 2001: 70, Niehaus 2006: 13ff.). Vertreter der „*Medikalisierungsthese*" hingegen postulieren, dass aufgrund des medizinischen Fortschritts frühzeitiges Sterben verhindert würde und damit immer mehr Menschen ein höheres Alter erreichen würden, in dem chronische Krankheiten zunehmen (vgl. Altenbericht 2001: 70, Schimany 2003: 413). Welche der Positionen eher die Wirklichkeit

---

140 Angenommen wird hier ein niedriger Wanderungssaldo.
141 Allein zwischen 1970 und 1995 sind die Pro-Kopf-Ausgaben je Mitglied der GKV um das Vierfache und je Rentner um das Siebenfache gestiegen (vgl. Schimany 2003: 427).

beschreibt, ist für Deutschland aufgrund der mangelnden Datenlage kaum auszumachen.[142]

Unsicherheiten bei der Einschätzung möglicher zukünftiger Kosten ergeben sich aber auch aufgrund der Unklarheit, in welchem Umfang medizintechnische Innovationen eingesetzt werden sollen. Diese ermöglichen einerseits, durch Fortschritte in Diagnostik, Therapie und Rehabilitation Leben zu retten, zu verlängern und zur Verbesserung der Lebensqualität beizutragen; andererseits aber sind sie zugleich mit hohen Kosten verbunden (vgl. Breyer, Zweifel, Kifmann 2005: 508).[143] Insofern könnte gelten: Je effektiver der technische Fortschritt in der Medizin durch die GKV genutzt wird, umso stärker schreitet die Alterung der Bevölkerung voran und desto stärker wird daher die GKV mit Kosten belastet.[144] Es könnte der *erwünschte* (technische) Fortschritt in der Medizin, so die These, zum Motor künftiger Kostenexplosionen und damit zum Versagen bisheriger institutioneller Arrangements der GKV werden (vgl. auch Schimany 2003: 410).

Die Situation der GKV lässt sich mit dem theoretischen Instrumentarium folgendermaßen interpretieren: Einerseits bietet die GKV erfolgreich Schutz gegen das „Standard*risiko*" Krankheit, das aufgrund bestimmter beobachtbarer Eintrittswahrscheinlichkeiten seit der Ersten Moderne als versicherbares *Risiko* begriffen wird. Andererseits untergräbt gerade das erfolgreiche Funktionieren der GKV möglicherweise seine eigenen Grundlagen. Denn: Je effektiver die Gesundheitsversorgung, desto höher die Lebensspanne, was mit der nichtintendierten Nebenfolge (erster Ordnung) des demografischen Alterns einhergeht. Und gerade das demografische Altern kann zu einer Kostenexplosion bei der GKV führen, die das vorhandene System nicht mehr bewältigen kann. Insofern sind es möglicherweise gerade die *Erfolge* des Systems, die Nebenfolgen zweiter Ordnung generieren bzw. eine Systemkrise hervorrufen.

Systemimmanente Strategien zur Bewältigung dieser Nebenfolgen führen allerdings – ähnlich wie bei der GRV – zur weiteren Komplexitätssteigerung des Systems, denn sie müssen ständig flexibel auf Bevölkerungsveränderungen, Preisänderungen etc. reagieren. Und auch hier gilt: Eingriffe sind notwendig

---

142 Dennoch wird im Altenbericht 2001 vorsichtig der These Dinkels zugestimmt, der betont, dass man „zumindest für die jüngere Vergangenheit der Bundesrepublik die weit verbreitete pessimistische These nicht länger aufrechterhalten [sollte], wir würden zwar immer älter, aber gleichzeitig auch immer kränker" (Dinkel 1999: 79, Altenbericht, 2001: 70).
143 Da es sich hier überwiegend um Produkt- und nicht um Prozessinnovationen handelt, werden bestehende Verfahren nicht kostengünstiger, sondern es entsteht ständig neuer Behandlungsbedarf, der eine Ausweitung der Kosten nach sich zieht (vgl. Breyer, Zweifel, Kifmann, 2005).
144 Es ist allerdings zu berücksichtigen, dass die steigende Nachfrage nach gesundheitsbezogenen Gütern und Dienstleistungen nicht allein als Kostenfaktor in Erscheinung tritt, sondern zugleich den Gesundheitssektor zu einem immer wichtigeren Wirtschaftsbereich macht (vgl. Höpflinger 1997: 158, Schimany 2003: 411).

selektiv und blenden mögliche entstehende Nebenfolgen in anderen Teilbereichen und Systemen (z.b. auf dem Arbeitsmarkt) aus. Ebenso können die Nebenfolgen anderer Systeme kaum berücksichtigt werden, was weitere Nebenfolgen zweiter Ordnung nach sich ziehen kann, die die Wirkung auf die GKV konterkarieren können. Insofern sind auch hier mögliche institutionelle Problemlösungen notwendig zeitlich begrenzt und müssen permanent aufs Neue mit ihren Nebenfolgen und den Nebenfolgen anderer institutioneller Problemlösungen reflektiert werden. Ziel kann es daher nicht mehr sein, die einzig „richtige", langfristig geltende Problemlösungsstrategie zu finden, sondern nur eine, die in der jeweiligen Situation am besten geeignet erscheint.

Werden die diskutierten Wechselbeziehungen auf Institutionenebene zusammenfassend betrachtet, dann wird deutlich, dass sich im Zuge der Modernisierung nicht-intendierte Nebenfolgen erster Ordnung ergeben, die in der Zweiten Moderne – aufgrund ihrer Verschränkungen und ihrer Kumulation – zu Nebenfolgen zweiter Ordnung führen, die die bisherigen Anliegerinstitutionen des Lebenslaufs zunehmend in Frage stellen. Es entstehen, so könnte man mit der Theorie reflexiver Modernisierung formulieren, *Gefahren zweiter Ordnung*, die weder auf externe Faktoren zurückzuführen sind noch auf Risiken, die von den Individuen selbst eingegangen werden. Ihr Entstehen liegt in den Institutionen selbst begründet, die aufgrund ihrer zunehmenden Komplexität und ihrer vielfachen Verschränkungen Nebenfolgen produzieren, die sie nicht mehr selbst bewältigen können.

5.3.2 Subjektebene

Dass die sich immer weiter ausdehnende Lebensspanne und damit verbunden die immer sicherere Erwartung eines sehr langen Lebens in der Zweiten Moderne nicht ohne Konsequenzen für das Deuten und Handeln der Individuen bleiben, ist naheliegend. Vermutungen zu möglichen Veränderungen der biografischen Orientierung der Individuen und ihres Selbstverständnisses werden im Folgenden auf der Basis einiger empirischer Belege entwickelt.

Parallel zur längeren Lebenszeit müsste nach Imhof (1992) – und nicht nur nach ihm – ein „*vorausschauender Lebensplan*" immer mehr an Bedeutung gewinnen (vgl. auch Kade 1994, Druyen 2003). Denn, so argumentiert er: „Wir sind erstmals in der Lage, unseren Lebenslauf von einem relativ kalkulierbaren Ende her zu gestalten" (Imhof 1992: 13). Die Situation, ein Leben von seinem späten Ende her leben zu können, ist eine noch nie dagewesene, so dass es in der Geschichte keine Anhaltspunkte für mögliche Lösungen der damit verbundenen neu entstehenden Probleme gibt. Imhof sieht die Notwendigkeit eines individuell zu entwickelnden Plans, in dem die unterschiedlichen Lebensphasen mit ihren Stärken und Schwächen im Voraus so aufeinander abgestimmt werden, dass das Individuum an jeder Phase „Geschmack finden kann und sich die spätesten Jahre noch zu leben lohnen" (Imhof 1994: 11). Eine konsequente Befolgung dieses „Plans" schon in jungen Jahren ist im späteren Leben hilfreich, so Imhof. Er beschreibt insofern das Erfordernis einer *verstärkten biografischen Langzeitorientierung* in der Form, dass die Individuen konkrete Handlungspläne entwickeln, um auch die durch die lange Lebenszeit hervorgerufene sehr lange Altersphase „sinnvoll" und sicher erleben zu können. Und Kade (1994: 29) betont sogar: „Wer nicht zur rechten Zeit sein Alter plant, wird durch das Leben bestraft." Auch Backes verweist mit ihrem Konzept des „homo vitae longae" auf die Wichtigkeit von Veränderungen durch die längere Lebenszeit, die „veränderte Normen und Werte ... [und] deren Umsetzung in institutionalisierten Regelungen und *individuellem Handeln* umfassen" (Backes, 2008: 86, kursiv nicht im Original). Und Jones, Leontowitsch und Higgs formulieren in Anlehnung an Giddens (1991): „As the later life course becomes more plastic and deinstitutionalized, planning for later life is seen to be the key requirement of a 'good citizen'" (Jones, Leontowitsch, Higgs 2010: 107).

In der Empirie ergeben sich allerdings einige Hinweise darauf, dass die Individuen vielfach eher mit Ratlosigkeit und Hilflosigkeit auf diese historisch neue Situation des langen Lebens reagieren. Imhofs Appell an die Ausarbeitung einer Langzeitperspektive auf das eigene Leben dürfte sich allzu oft als eine Überforderung erweisen.[145] Befunde aus der Biografieforschung geben Anlass zu der Annahme, dass Individuen im zunehmendem Maße gerade *nicht* (mehr) ihr gesamtes mögliches Leben mit seinen Entwicklungspotenzialen in den Blick nehmen, sondern verstärkt dazu übergehen, nur noch zeitlich begrenzte Lebensabschnitte in ihre Planungen einzubeziehen (vgl. Willems 1999: 62, Hahn, 1982: 428, Pelizäus-Hoffmeister, 2006).

Autobiografisch orientierte Dokumente offenbaren, dass ein langfristiger Lebensplan, der möglichst alle Lebensphasen und Lebensbereiche mit einbezieht, der dominierende Lebensentwurf der *Ersten* Moderne ist (vgl. Pelizäus-Hoffmeister 2006: 303). Dieser ist der Überzeugung geschuldet, so die Diagnose, dass ein jeder selbst für die Gestaltung seines Lebens verantwortlich, zugleich aber auch dazu in der Lage ist. Die Entwicklung eines Lebensplans erscheint zu dieser Zeit als eine bewältigbare Herausforderung (vgl. ebd., 182). Durch eine Vielzahl an autobiografisch orientierten Dokumenten kann belegt werden, dass in der *Zweiten* Moderne auch andere biografische Konstruktionen an Bedeutung gewinnen, die sich u.a. durch ein Ausblenden der Zukunft auszeichnen. Hier wird das eigene Leben eher in zeitlich begrenzten „Projekten"

---

145 Denton et al. (2004) weisen auf die Kontextabhängigkeit dieser Planungskompetenz hin. Sie können für Kanada belegen, dass die Fähigkeit des reflexiven Planens mit hohem Einkommen und mannigfaltigen Zukunftsperspektiven korreliert.

dargestellt; es zeigt sich eine starke Fokussierung auf die Gegenwart. Dem liegt häufig das Gefühl zugrunde, den eigenen Lebenslauf aufgrund zahlreicher Ungewissheiten und Unsicherheiten nicht (mehr) aktiv gestalten bzw. kontrollieren zu können (vgl. ebd., 298). Die Individuen sind in diesem Fall von der Erfolglosigkeit eigenen Planens überzeugt. Hahn gewinnt den Eindruck, „dass das Individuum als unverwechselbare, für sich selbst verantwortliche Einheit weitgehend zerstückt ist" (Hahn 1982: 428). Er kann belegen, dass die Individuen ihre gesamte Lebenszeit immer weniger in ein einheitliches Konzept integrieren. „Aus der großen biographischen Erzählung werden viele kleine Erzählungen", so beschreibt es z.B. Willems (1999: 92).

Auch wenn an der Zahl der gegenwärtig veröffentlichten (Auto-)Biografien deutlich wird, dass der Gedanke eines einheitlichen Lebenslaufs noch nicht ganz verschwunden ist, so zeigt sich nach Hahn dennoch, dass es bei den Darstellungen nicht um die Sicherung der Kontrolle über das gesamte Leben, sondern eher um eine *fallweise* Sinnstiftung geht (vgl. Hahn 1982: 429). Willems bezeichnet dies als eine Tendenz zur *„Dynamisierung des Selbst"* (Willems 1999: 64), welches seine Selbstdarstellungen und Binnenzustände dem Wechsel seiner Kontexte und Bedürfnisse entsprechend flexibel und ohne langzeitliche Orientierung gestaltet.

Geht man auch hier wiederum von einer Parallelität zwischen Selbstdarstellung und individuellem Selbstverständnis aus, dann zeigt sich, dass sich das Individuum der Zweiten Moderne als *„unbestimmter"* und *„beweglicher"* wahrnimmt (vgl. auch Schimank 2002). Es entwickelt eine „Bastelexistenz" seines Selbst, indem es mehr oder weniger emanzipiert von der Vergangenheit vor allem zum gegenwartsorientierten Autor seiner selbst wird (vgl. auch Willems 1999: 94). Keupp (1999) spricht auch vom „Patchwork der Identitäten" und verweist auf das Fehlen einer langfristig orientierten Perspektive hinsichtlich des eigenen Selbstverständnisses und des eigenen Lebenslaufs.

Diese biografischen Konstruktionen lassen sich in allen Altersgruppen finden. Sie werden von Modernisierungstheoretikern meist als Folge eines erneuten, *radikalisierten Individualisierungsschubs* in den 1960er und 1970er Jahren interpretiert, der die Individuen von traditionalen und zunehmend auch (erst-)modernen institutionellen Vorgaben und Normen befreit, sie dadurch aber gleichzeitig verstärkt auf sich selbst zurückwirft (vgl. z.B. Beck 1986, Keupp 1994, Junge 2002: 40, Kade 1994, Dörre 2009). Gerade in der – im letzten Abschnitt beschriebenen – zumindest partiellen *De-Institutionalisierung des Normallebenslaufs* spiegelt sich diese Entwicklung besonders deutlich wider (vgl. Schimany 2003: 313, Kohli 1985, 1994). Und mit dem Auflösen dieses besonders wichtigen Orientierungs- und Handlungsrahmens, so die These, wird das chronologische Korsett gesprengt, das den Rahmen für langfristige biografische

Orientierungen bilden könnte. Einst zugewiesene, entscheidungsverschlossene und nicht-optionale Grenzen der einzelnen Lebensphasen verlieren damit an Bedeutung, so dass der eigene Lebensplan nicht mehr in den – und gegen die – zugewiesenen Grenzen entwickelt werden kann, sondern sich immer stärker auf sich selbst beziehen muss (vgl. auch Beck, Bonß, Lau 2001: 42f.). Es herrscht insofern ein *gestiegener Grad an Unsicherheiten und Ungewissheiten*, der es den Individuen immer weniger möglich erscheinen lässt, eine langfristige biografische Orientierung zu entwickeln (vgl. z.B. Bonß, Zinn 2003, Pelizäus-Hoffmeister 2006). Dörre spricht sogar davon, dass der Verlust der Planbarkeit des eigenen Lebens zu einer Schlüsselerfahrung der Gegenwart geworden ist (Dörre 2009: 19).[146] Vor diesem Hintergrund erscheint es plausibel, dass die Ausarbeitung eines Lebensplans häufig als Überforderung begriffen wird.

Zunehmende wahrgenommene Unbestimmtheiten sind Phänomene, die alle Altersphasen betreffen. Aber für das Alter gilt das ganz besonders, so die Diagnose einer Vielzahl von Autoren.[147] Nach ihnen ergeben sich gerade in dieser Lebensphase in der Zweiten Moderne verschärfte Uneindeutigkeiten, Ungewissheiten und Veränderungen sowohl in normativer und sozialer als auch in materieller Hinsicht, die es erschweren, eine eindeutige klare biografische Langzeitperspektive zu entwickeln (vgl. z.B. Jones, Leontowitsch, Higgs 2010).

Zahlreiche Alterssoziologen betonen, dass die Altersphase in *normativer Hinsicht* schon seit ihrem „Entstehen" bzw. seit ihrer sozialen Konstituierung durch gesellschaftliche „Funktionslosigkeit" (Wegfall der Erwerbsarbeit) gekennzeichnet ist, was in den Begriffen Pensionierte, Rentner und Ruhestand zum Ausdruck kommt (vgl. Höpflinger 1997: 177, Böhnisch 1999: 121). Kohli u.a. beschreiben dieses Paradoxon der *„rollenlosen Rolle"* (Tartler 1961) im Alter als ein „Herausfallen" aus der Gesellschaft, als „Entgesellschaftung" bzw. „Desozialisation" (Kohli, u.a. 1993: 22, König 1965: 144). Tews (1990) spricht von „Entberuflichung" und „Entpflichtung". Für alte Menschen gibt es demnach keine kulturellen Aufgaben. Sie entwickeln kein soziales Milieu, aus dessen Zugehörigkeit sie Lebensstile, Gesellungsformen und Sinngebungen gewinnen können (vgl. Mader 1994: 96). Insofern fehlen für diese Lebensphase schon zu Beginn ihres Entstehens klare, identitätsstiftende normative Vorgaben.[148]

Und diese Unbestimmtheit verstärkt sich gegenwärtig noch, so vermutet beispielsweise Schimany (2003: 269). Denn durch die stetig voranschreitende

---

146 Er führt dies vor allem auf die zunehmenden Unsicherheiten auf dem Arbeitsmarkt zurück (vgl. Dörre 2009: 20).
147 Vgl. z.B. Kohli 1994: 230, Mader 1994, Schweppe 1999, Böhnisch 1999, Kade 1994.
148 Wie der amerikanische Psychologe Lawton es ausdrückt: „Am besten wäre es für alte Leute, wenn sie eine wirkliche Arbeit und wirkliche familiäre Beziehungen hätten, wenn die Gesellschaft wirklich funktionieren würde, doch wenn man ihnen kein wirkliches Leben gewähren kann, dann müssen sie ein Stellvertreterleben haben" (Lawton 1943: 22).

Ausdehnung dieser Lebensphase – durch die längere Lebensspanne und immer frühzeitigere Verrentungen – und durch die absolute und relative Zunahme der Älteren nimmt die Heterogenität dieser Altersgruppe massiv zu. Da zunehmend mehr Generationen der Gruppe der Älteren angehören, verstärken sich einerseits die Unterschiede zwischen jüngeren und älteren Alten. Aber auch innerhalb der einzelnen Altersgruppen ergeben sich vielfältige Differenzierungen in sozialstruktureller, regionaler und auch ethnischer Hinsicht. Das Alter scheint insofern vielfältiger und differenzierter denn je geworden zu sein. Es umfasst beispielsweise „verschiedene ‚Kulturen' und institutionelle Kontexte – wie Erwerbsleben, Teil-Erwerbsleben, nachberufliche Tätigkeiten, verschiedene familiale Phasen, verschiedene Formen der aktiven Hilfeleistung und des passiven Hilfeempfangs" (Backes 1998b: 28f.). Was die Altersphase – und damit die Gruppe der Älteren – ausmacht, kann daher immer weniger bestimmt werden. Es fehlen klare und eindeutige Rollenvorstellungen, die dem Individuum als Orientierungsmaßstab für das eigene Selbstverständnis dienen können, so vermutet Backes (vgl. Backes 1997: 366 und auch Tuggener 1996: 193).

Nach Kondratowitz (1998) zeigen sich vor allem seit den späten 1970er und frühen 1980er Jahren epochale Veränderungen hinsichtlich der Institutionalisierung normativer Altersleitbilder, die er als einen Übergang vom gesellschaftlich „regulierten" über das „unbestimmte" zum „disponiblen" Alter beschreibt. Aus seiner Perspektive wird die „Überinstitutionalisierung" des Alters, die er für die Erste Moderne als kennzeichnend ansieht, durch eine immer stärkere normative Unbestimmtheit abgelöst (vgl. Kondratowitz 1998: 62, aber auch Backes 1998b: 45, Rosenmayr 1969: 342ff.). Diese resultiert nach ihm aus einer beschleunigten Produktion verschiedenster normativer Modelle des Alters (Leitbilder), die in immer schnellerer Abfolge entstehen, sich gegenseitig überlagern und komplementäre oder konkurrierende Sichtweisen präsentieren (autonomes vs. abhängiges Alter, junge Alte vs. alte Alte, aktives Alter vs. pflegebedürftiges Alter, kompetente vs. nicht kompetente Alte etc.). Hinzu kommt ihre verringerte Eindeutigkeit (vgl. Kondratowitz 1998: 67). Insofern zeigt sich für die Lebensphase Alter eine deutliche Dynamisierung ehemals stabiler Leitvorstellungen und damit die Auflösung herkömmlicher Zuschreibungen; mit der Konsequenz, dass diese den Individuen immer weniger der Deutungs- und Handlungsorientierung dienen können. Jones, Leontowitsch und Higgs (2010) können in ihrer empirischen Untersuchung konkrete Problemlagen aufdecken, die sich dadurch für die Älteren ergeben. Folgende Interviewsequenz dient ihnen der Illustration:

> "R: I'd like to find out what we want to do. I think the hardest thing we've got is both of us don't know what we want.
>
> Int: Uh huh. But I mean, you have been retired for 10 years, haven't you?

> R. Ten years, yeah but we still don't know what we want to do. We're drifting, I suppose – nicely, no problems on that, but we haven't got anything (...) we keep on saying, we've got the money, what do we want to spend it on? We don't know. It's always been that we don't know what we want to do; we don't know whether we want to buy a house. We do look at them and say we don't want another house. We don't really want another car – can't be bothered about that. I should give my car away! And things like that, so (...) no, we don't know what we want to do" (Jones, Leontowitsch, Higgs 2010: 113).

Auch Veränderungen im Bereich *Familie* verweisen auf ein zunehmendes Unklarwerden bisheriger Orientierungsmuster, was nicht ohne Konsequenzen für das Selbstverständnis der Älteren bleiben kann, so die These. So ist die nachelterliche Lebensphase durch die längere Lebenszeit inzwischen zur längsten Phase des Familienzyklus geworden. Und diese ist durch einen starken Trend zur *Singularisierung*[149] (im Sinne des Alleinlebens, vgl. Tews 1993: 30) gekennzeichnet, was als Ausdruck des radikalisierten (institutionellen) Individualisierungsschubs verstanden werden kann. Darüber hinaus ist diese Phase geprägt durch Veränderungen in den *Generationenbeziehungen*. Nach Schweppe (1996) ist ein Rekurs auf die Kindergeneration zu Zwecken der Gesellung, Sinnstiftung und Hilfe brüchig geworden. Es zeigt sich nach ihr, dass heute einerseits die Rolle der Großelternschaft an Bedeutung verliert, was das verwandtschaftliche Beziehungsnetz schwächt (vgl. Schweppe 1996: 17). Zum anderen verändert sich das Hilfepotenzial der jüngeren gegenüber der älteren Generation. Umbrüche in der weiblichen Normalbiografie wie das verstärkte berufliche Engagement, berufliche Mobilitätserfordernisse etc. haben dazu geführt, dass viele Frauen das „Dasein für andere" (Beck-Gernsheim) nicht mehr akzeptieren bzw. davon überfordert werden. Insofern ist auch das Versorgen von pflegebedürftigen Älteren im Rahmen des familialen Beziehungsnetzes immer weniger möglich. Ältere sind damit immer mehr auf sich selbst verwiesen. Eine aktive Auseinandersetzung mit der eigenen biografischen Perspektive, aber auch die kritische Reflexion des eigenen Selbstverständnisses wird daher immer wichtiger.

Das Individuum in der Zweiten Moderne scheint insofern immer mehr darauf verwiesen, selbst Antworten auf Fragen wie die folgenden zu finden: Wer werde ich im Alter sein? Welchen Sinn wird mein Leben haben? Wie werde ich alt? Wo werde ich leben? Wie werde ich im hohen Alter gepflegt und betreut? Wann müssen wichtige Weichen dafür gestellt werden? (vgl. auch Schachtner

---

149 Dem zugrunde liegen u.a. erhöhte Scheidungsraten, gerade auch bei Paaren, die 15 Jahre und länger verheiratet waren (vgl. Schweppe 1996: 16), der Verlust des Ehepartners, der gerade dann einen besonders großen Einschnitt bedeutet, wenn keine Kinder da sind, oder zunehmende Partnerschaften auf Zeit, die qua Definition keine Partnerschaften fürs Leben bedeuten etc. (vgl. Beck-Gernsheim 1993: 165).

1994: 86). Daueraufmerksamkeit für sich selbst und Dauerarbeit an sich selbst und an der eigenen biografischen Perspektive sind demnach gefordert.

Das Unklarwerden und/oder das Versagen institutioneller „Rahmungen" betrifft aber nicht nur die – oben beschriebenen – gesellschaftlichen Vorstellungen vom Alter (Diskursebene) und die sozialen Beziehungsmuster (Familie). Wie im letzten Kapitel erläutert, betrifft es auch die Anliegerinstitutionen des Normallebenslaufs – Arbeitsmarkt und soziale Sicherungssysteme – und bleibt daher möglicherweise auch nicht ohne *materielle* Konsequenzen für die Individuen. Denn in dem Maße, in dem es beispielsweise weiterhin zu einer arbeitsmarktpolitisch erwünschten, immer früheren Entberuflichung kommt, bei gleichzeitig höherem Renteneintrittsalter und steigender Arbeitslosigkeit der Älteren, in dem Maße wird auch die Existenzsicherung Letzterer fraglich. Und in dem Maße, in dem sich die Älteren den Institutionen der sozialen Sicherungssysteme anvertrauen (bzw. anvertrauen müssen) und gleichzeitig die Zahl der Rentner steigt, in dem Maße steigt auch das Risiko des Versagens dieser Institutionen in der Zukunft.[150]

Die mögliche Überforderung dieser Institutionen ist ein Thema, das in der Öffentlichkeit viel diskutiert wird und zu ihrer *Legitimationskrise* beiträgt. Und diese wiederum führt dazu, so die These, dass sich die Individuen auch hinsichtlich ihrer materiellen Sicherung in der Zukunft nicht mehr sicher sein können. So ist es naheliegend zu vermuten, dass sie sich einerseits aufgefordert fühlen, mehr Verantwortung für ihre Existenzsicherung in der Zukunft zu übernehmen, sich andererseits aber immer weniger dazu in der Lage sehen, weil sie die langfristigen Kontextbedingungen und ihre eigenen Einflussmöglichkeiten kaum noch einschätzen können. Es zeigt sich eine Radikalisierung zukünftiger Unsicherheiten und Ungewissheiten auch in materieller Hinsicht, die noch dadurch an Schärfe gewinnt, dass gleichzeitig die Sicherheit eines immer längeren Lebens stetig steigt.

Damit ist das Alter zu einer Lebensphase geworden, so die These, die viel an Selbstverständlichkeiten verloren hat. Weder die materielle Existenzsicherung, die sozialen Beziehungen noch normative Leitbilder sind im Alter gesichert oder verlässlichen Standards unterworfen, so dass die Älteren immer stärker auf sich selbst verwiesen sind.

In theoretischen Konzepten formuliert, kann diese Situation als eine *radikalisierte Individualisierung* begriffen werden, in der die Kontextbedingungen und Nebenfolgen eigenen Handelns immer weniger durchschaut, kalkuliert und eingeplant werden können. Zwar bleibt das Individuum bzw. wird sogar mehr

---

150 Dabei wird den Individuen einerseits suggeriert, die Institutionen könnten nach wie vor die Absicherung individueller Problemlagen – wie Alter und Krankheit – erfolgreich bewältigen, andererseits wird aber immer wieder auf die Notwendigkeit eigener Absicherung hingewiesen.

und mehr zum „Entscheider, Autor seiner selbst und seiner Biographie" (Beck, Bonß, Lau 2001: 44). Gleichzeitig aber wird diese Subjektautonomie *fiktiv*, da das eigene Handeln und die eigene Situation von anderen (auch institutionellen) Akteuren abhängen, die jederzeit unerwartet auch immer völlig anders als bisher handeln können. Es herrscht insofern ein hoher Anspruch an Selbststeuerung und Entscheidungszwang, verbunden mit dem gleichzeitigen Gefühl der Undurchschaubarkeit von Entscheidungssituationen. Beck, Bonß und Lau (2001) sprechen hier von einer „*Quasi-Subjektivität*", die von den Individuen auch als solche begriffen und erlebt wird (vgl. ebd., 45). Die Individuen kennen ihre Verantwortung für sich selbst und für eine langfristige Lebensplanung, sehen sich aber gleichzeitig nicht in der Lage, diese Erfolg versprechend zu übernehmen.

Eine mögliche Form des Umgangs mit dieser ambivalenten, widersprüchlichen Situation könnte das *kontrafaktische Festhalten* an einer erstmodernen, langfristig orientierten Vorstellung vom „richtigen" Lebenslauf sein, die verteidigt und deren Auflösen geleugnet wird. In diesem Sinne wird der Anspruch an die gestiegene Selbstverantwortung abgelehnt und Orientierung an „alten" gesellschaftlichen Vorgaben gesucht. Dieses Muster ist gerade bei vielen der *heute* Älteren höheren Alters zu erwarten, so eine mit aller Vorsicht formulierte These.[151] Denn viele der heute lebenden Älteren sind in einer Zeit groß geworden und haben einen großen Teil ihres Erwachsenenlebens in einer Zeit gelebt, in der die Spielräume zu einer *aktiven* Gestaltung des eigenen Lebensverlaufs durch materielle, geschlechtsspezifische, bildungsbezogene und schichtspezifische Zwänge stark begrenzt waren (vgl. Schweppe 1999: 265). Infolgedessen ist bei ihnen vermutlich eine Orientierung an den Rollenvorgaben der „Normalbiographie" (Levy, 1977) häufig noch unhinterfragt selbstverständlich. Ein Festhalten an diesen Wissensbeständen führt allerdings dann zu Problemen, so die These, wenn die gegenwärtige Situation auf der Basis dieser „überholten" Deutungsmuster interpretiert wird (vgl. auch Kade 1994: 31, Schweppe 1999: 265, Mader 1994: 95). Das ist z.B. dann der Fall, wenn eine ältere Frau, für die die Pflege alter Familienangehöriger unhinterfragt selbstverständlich ist, die empfangenen begrenzten Pflegeleistungen ihrer Tochter nicht vor dem Hintergrund veränderter gesellschaftlicher Anforderungen, sondern als „bösen Willen" interpretiert (vgl. Schweppe 1999: 265).

Eine andere mögliche Form des Umgangs mit den vielfältigen Unsicherheiten, die sich im Zuge des Individualisierungsschubs in Verbindung mit der längeren Lebenszeit ergeben, ist der endgültige *Verzicht auf die Planung* des gesamten Lebens in seinem zeitlichen Verlauf. Das gegenwartsbezogene, flexible

---

151 Vorsicht ist geboten, da sich diese Gruppe ja – wie oben beschrieben – durch große Heterogenität auszeichnet.

5.3 Zweite bzw. reflexive Moderne

Sich-Anpassen an ständig wechselnde Kontexte, ohne Einbezug der Erfahrungen aus der Vergangenheit und ohne Visionen für die Zukunft, ist hier die Strategie. Dass diese zunehmend an Relevanz gewinnt, darauf verweisen die Befunde der Biografieforschung (siehe oben). Und dass sich gerade dieses Handlungsmuster sehr zum Nachteil der Älteren auswirken kann, vermuten zahlreiche Alter(n)sforscher (vgl. z.B. Imhof 1992, 1994, Kade 1994, Druyen 2003).

Notwendig ist nach ihnen, dass die Individuen selbst – und nicht erst im Alter – *Verantwortung für ihre eigene Lebensgestaltung und für die Entwicklung einer Lebensperspektive übernehmen*, so dass sie trotz radikalisierter Individualisierungstendenzen gesellschaftlich integriert und zufrieden auch die Phase des Alters erleben können.[152] Die starke Forderung Imhofs nach einem „vorausschauenden Lebensplan" wird bei vielen allerdings relativiert. Im Sinne Schweppes (1999) geht es bei dem Entwurf einer Lebensperspektive eher darum, biografisch relevante Ereignisse und Situationen selbstreferenziell zu behandeln und zu thematisieren. Es wird ein „biographisches Lernen" gefordert, das auf die kritische Auseinandersetzung mit und die reflexive Aneignung der eigenen Lebensgeschichte abzielt und damit ein Verharren in der Vergangenheit verhindert. So soll das eigene Leben jeweils aus der Sicht der Gegenwart interpretiert werden, um notwendige zukünftige Umorientierungen in der Handlungspraxis vornehmen zu können. Diesen Prozess beschreibt Schweppe – ebenso wie auch Böhnisch (1999) – als eine Form der *Biografisierung* (vgl. Schweppe 1999: 263, aber auch Brose, Hildenbrand 1988). Ziel des Biografisierens ist die Entwicklung eines subjektiv als befriedigend und sinnvoll erlebten Lebensentwurfs.

Diese Form des Umgangs mit zunehmenden Ungewissheiten in der Altersphase ist am ehesten bei den *„jungen" bzw. „neuen Alten"* zu erwarten, so meine These (vgl. z.B. Druyen 2003, Schultz 1985, Schäuble 1989). Denn sie gelten – schlagwortartig – als unabhängig, „aktiv, mobil, erfolgreich, selbständig, leistungsfähig, engagiert, kompetent, kreativ, flexibel" (Schäuble 1989: 9). Diese Altersgruppe entsteht aufgrund des immer früheren Austritts aus dem Erwerbsleben (Verjüngung des Alters; Tews 1987a: 871f.). Ihr steht eine bisher noch nie dagewesene lange Lebensphase ohne Arbeit bevor. Damit eröffnet sich ihr eine lange, offene und gesellschaftlich nicht vorgeprägte Zukunft, die sie – in Abhängigkeit von den jeweiligen Ressourcen (hinsichtlich gesundheitlicher Voraussetzungen, sozioökonomischem Status etc.) – vor dem Hintergrund eigener Wünsche und Bedürfnisse gestalten kann. Nach Backes (2008: 67) kann ein Viertel der Menschen im Alter von 55 bis 70 Jahren diesen „aktiven neuen Alten" zugerechnet werden.

---

152 Vgl. z.B. Böhnisch 1999, Kade 1994, Schweppe 1996, 1999, Steinmann 1993.

Dass eine derart lange Lebensphase ohne gesellschaftliche Vorgaben allerdings nicht immer als Gewinn wahrgenommen wird, darauf verweist u.a. Schmitz-Scherzer (1992).[153] Er kann belegen, dass die Zahl an *Alterssuiziden* stetig ansteigt. Gerade in Ländern mit sehr hohen Lebenserwartungen nimmt die Zahl der Selbsttötungen jenseits der 75 rapide zu.[154] Nach Schmitz-Scherzer (1992: 161f.) sind hierfür neben individuellen Problemlagen insbesondere soziale, kulturelle und epochale Veränderungen verantwortlich. Er sieht – in Anlehnung an Durkheim – vor allem den Mangel an verbindlichen Normen im Leben alter Menschen und ihre daraus resultierende fehlende Integration als einen Grund für steigende Suizidraten an. Beck-Gernsheim wagt sogar die These, dass der „selbstgewählte Tod als Befreiung aus einem allzu lang verlängerten Leben" verstanden werden kann, und bezeichnet dieses Phänomen als eine Paradoxie der Moderne (Beck-Gernsheim 1993: 168).

Der Suizid – als eine mögliche Form des Umgangs mit der längeren Lebenszeit – kann im Sinne der obigen Argumentation als Ausdruck einer wahrgenommenen „Subjektautonomie" und insofern als Folge des radikalisierten Individualisierungsschubs verstanden werden. Ebenso aber kann er, so meine ergänzende These, als eine hilflose Reaktion auf eine nicht mehr als einschätzbar erlebte Zukunft oder als Ausdruck einer stark verengten Einschätzung der eigenen Lebensperspektive vor dem Hintergrund des wahrgenommenen Fiktiv-Werdens der eigenen Autonomie verstanden werden (vgl. auch Voges 2008: 160).[155]

Ein weiteres Indiz für ein Selbstverständnis, das die Verantwortung für das eigene Leben und *Sterben* zunehmend beim Individuum sieht – unabhängig von den wahrgenommenen Möglichkeiten, diesem Anspruch genügen zu können –, könnte auch die zunehmende Attraktivität der *Sterbehilfebewegung* in der öffentlichen Diskussion sein, in der das Recht des Einzelnen auf Selbstbestimmung auch beim Sterben betont wird. In Deutschland findet der Appell, Sterbehilfe in bestimmten Fällen zuzulassen, inzwischen in der Bevölkerung überwiegend Zustimmung (vgl. Geiss 2003: 133). Ebenso signalisiert die vieldiskutierte *Patientenverfügung*, in der die Individuen über die Anwendung oder Nichtanwendung lebensverlängernder medizinischer Maßnahmen am Ende ihres Lebens selbst bestimmen, dass der Subjektautonomie steigende Bedeutung zugewiesen wird. Gerade die Patientenverfügung, die eine in die Zukunft gerichtete Zeitdi-

---

153 Vgl. auch Staudinger, Dittmann-Kohli 1994, Schmitz-Scherzer 1994.
154 Vgl. Wörner 1994: 87, Imhof 1994: 258, Schmitz-Scherzer 1992.
155 Darüber hinaus muss berücksichtigt werden, dass die Suizidneigung durch somatische Krankheiten verstärkt wird. Bei Krankheiten mit geringer und fehlender Heilungsaussicht und chronischen Schmerzen treten nach Voges (2008: 164) vermehrt Suizidgedanken auf.

mension beinhaltet, kann als Ausdruck der Entwicklung einer eigenen biografischen Perspektive und der Selbstbestimmung interpretiert werden.

Vergleichbare Tendenzen in Richtung einer steigenden individuellen Verantwortung werden auch auf *normativer Ebene* sichtbar, beispielsweise im Bereich individueller präventiver Maßnahmen zur Lebensverlängerung. Gründe für den frühzeitigen Tod, schwere chronische Erkrankungen etc., werden heute meist der jeweiligen individuellen Lebensweise (Ernährung, Bewegung, Genussmittelkonsum etc.) zugerechnet (vgl. Abelin 1992: 103). Während beispielsweise noch in den 1950er Jahren durch chronisch-degenerative Krankheiten verursachte Todesfälle als Schicksalsschläge hingenommen wurden, wird heute verstärkt das Individuum selbst dafür verantwortlich gemacht (vgl. ebd.). Nicht mehr unbekannte Kräfte, sondern das individuelle (Fehl-)Verhalten gelten immer mehr als Auslöser für den frühzeitig eintretenden Tod.

Insofern kann – zumindest auf der Basis einiger empirischer Belege – angenommen werden, dass das Selbstverständnis in der Zweiten Moderne vor dem Hintergrund eines radikalisierten Individualisierungsschubs zunehmend durch Autonomie geprägt ist, gleichzeitig aber die wahrgenommenen Grenzen individueller Verantwortung verschwimmen. Das Individuum sieht sich zwar stärker denn je für sich und seinen Lebensverlauf verantwortlich. Gleichzeitig fühlt es sich aber immer weniger in der Lage, die sich wandelnden Kontextbedingungen und die Nebenfolgen eigenen Handelns einschätzen und/ oder beeinflussen zu können (Quasi-Autonomie).

5.3.3 Zusammenfassung

Es können für diese „Epoche" folgende Wechselbeziehungen festgehalten werden: Die sehr lange und stetig weiter steigende Lebensspanne und damit verbunden die sichere Erwartung eines sehr langen Lebens sind Folge weitergehender Domestizierungsprozesse, z.B. zunehmender Technisierung und Verwissenschaftlichung.

Nicht-intendierte Nebenfolge (erster Ordnung) der längeren Lebensspanne – des „Triumphs der Moderne" – ist das demografische Altern, das Altern der gesamten Bevölkerung. Auf Institutionenebene führt dies zu Problemen bei verschiedenen Anliegerinstitutionen des Normallebenslaufs; wobei diese Anliegerinstitutionen selbst gleichzeitig der Auslöser dafür sind, dass das demografische Altern überhaupt zum Problem werden kann. Die entstehenden Probleme können innerhalb der Institutionen – wenn überhaupt – nur zeitlich begrenzt gelöst werden. Gleichzeitig führen Problemlösungsstrategien zu Komplexitätssteigerungen innerhalb der Institutionen, was wiederum nicht-intendierte Nebenfolgen wahrscheinlicher macht. Hinzu kommen zahlreiche Verschränkungen zwischen den Institutionen, was dazu führt, dass Problemlösungsstrategien in einer Anliegerinstitution Nebenfolgen in anderen Anliegerinstitutionen zeitigen, die deren Wirksamkeit einschränken können. So entstehen Nebenfolgen zweiter Ordnung, die in sehr grundlegender Weise die bisherigen Anliegerinstitutionen des Lebenslaufs in Frage stellen. Es entstehen, so könnte man mit der Theorie reflexiver Modernisierung argumentieren, Gefahren zweiter Ordnung, die weder auf externe Faktoren zurückzuführen sind noch auf Risiken, die von den Individuen selbst eingegangen werden. Ihr Entstehen liegt in den Institutionen selbst begründet, die aufgrund ihrer zunehmenden Komplexität und ihrer vielfachen Verschränkungen Nebenfolgen produzieren, die sie nicht mehr selbst bewältigen können.

Das zunehmende Versagen institutioneller Rahmungen geht einher mit einem weiteren (institutionellen) Individualisierungsschub seit den 1970er Jahren, so die These (vgl. hierzu auch Jones, Leontowitsch, Higgs 2010: 104). Dieser und die gleichzeitige Sicherheit eines immer längeren Lebens führen auch auf der Subjektebene – hinsichtlich des Selbstverständnisses und der biografischen Orientierung – zu wichtigen Veränderungen. Insbesondere die zunehmende De-Institutionalisierung des Lebenslaufs, der als ein chronologisches „Korsett" begriffen werden kann, scheint dazu beitragen, dass sich das Individuum immer mehr als eigenverantwortlicher, aktiver Entscheider über seinen eigenen Lebensverlauf begreift bzw. begreifen muss (vgl. auch Junge 2002: 63). Diese Autonomie scheint allerdings zunehmend fiktiv zu werden, da sich das Individuum immer weniger in der Lage sieht, die Bedingungen des Kontextes und die Nebenfolgen seines eigenen Handelns einschätzen, planen und bewältigen zu können. Insofern kann die verschärfte Autonomie als eine „Quasi-Subjektautonomie" begriffen werden, die von den Individuen auch so wahrgenommen wird.[156] Und gerade in der nun sehr langen Phase des Alters zeigt sich die Tendenz der radikalisierten Individualisierung besonders deutlich. Die Altersphase ist gekennzeichnet durch eine Vielzahl an Ungewissheiten und Unsicherheiten sowohl in materieller und sozialer als auch in normativer Hinsicht, die es erfordert, dass sich die Älteren verstärkt eigenverantwortlich der Bewältigung der dadurch bedingten Probleme widmen. Wichtig ist nach Ansicht vieler Autoren das Entwickeln eines eigenen langfristigen Lebensplans (das Entwickeln einer biografischen Orientierung oder biografisches Lernen), der alle Lebensphasen und Lebensbereiche mit einbezieht. Diese Forderung stellt aller-

---

156 Jones, Leontowitsch und Higgs (2010) sprechen in ihrer Veröffentlichung zwar auch von einem „Quasi-Subjekt", das sie ebenfalls in Anlehnung an Beck entwickeln. Dennoch verstehen sie darunter etwas anderes: Sie richten ihren Fokus vor allem auf: „the possibility of multiplicity of activities, suggesting a more fluid approach of identiy" (ebd., 112). Hier hingegen steht die Uneinschätzbarkeit der Kontextbedingungen im Mittelpunkt, die dazu beiträgt, dass die Individuen ihre Autonomie als eine „Schein-Autonomie" begreifen.

dings für viele aufgrund der Vielzahl an Ungewissheiten eine Überforderung dar, so dass eine biografische Langzeitorientierung häufig fehlt.

6 Zusammenfassung der Ergebnisse

Das steigende tatsächliche Lebensalter wurde in diesen Ausführungen als Resultat von Domestizierungsprozessen, als das zunehmende Beherrschen des menschlichen Körpers (Kontrolle über die Lebensdauer) im Zuge der Modernisierung interpretiert. Dieses bildet die Voraussetzung dafür, dass die Individuen nun immer sicherer mit einem relativ hohen Lebensalter rechnen können. Und dass diese kognitive Sicherheit nicht ohne Konsequenzen für das individuelle Selbstverständnis (Subjektebene) und für soziale Institutionen bleibt, ist die zentrale These, die hier verfolgt wurde. Damit wurde die Relevanz eines biologischen Grundtatbestandes für die individuelle und gesellschaftliche Entwicklung behauptet, die gleichzeitig das Ergebnis gesellschaftlich-historischer Bedingungen ist.

Die idealtypisch dargestellten historischen Veränderungen[157] wurden auf der Basis der Differenzierung nach drei Zeitabschnitten (Vormoderne bis 1750, Erste Moderne bis ca. 1970 und Zweite Moderne ab ca. 1970) beschrieben. Dabei wurde von „Wahlverwandtschaften" (im Sinne Webers) zwischen dem Lebensalter und den Modernisierungsprozessen ausgegangen.

Für die *Vormoderne* wird herausgearbeitet, dass gesellschaftliche Bedingungen wie eine mangelnde Agrarproduktion, fehlende medizinische Versorgung und eine fehlende Infrastruktur mit einer hohen und stark fluktuierenden Mortalität einhergehen. Die Sterblichkeit wird auf exogene Todesursachen zurückgeführt. Die Lebenserwartung liegt bei ca. 35 bis 40 Jahren.

Unter diesen Bedingungen besteht für die Individuen keinerlei Möglichkeit, die Länge ihrer individuellen (meist kurzen) Lebensspanne in irgendeiner Weise einzuschätzen. Der drohende Tod ist ihr lebenslanger Begleiter. Von den Individuen wird er als eine Gefahr wahrgenommen, der man hilflos ausgeliefert ist. Diese Bedingungen finden ihren Ausdruck in einem Selbstverständnis, das geprägt ist durch überindividuelle Strukturen. Das Selbst erhält allein in Form des Trägers einer sozialen Rolle seine Bedeutung, und eine eigene biografische Perspektive wird nicht entwickelt. Dies ist die Konsequenz aus der Erfahrung,

---

157 Die Kontrastierungen mögen an mancher Stelle etwas überzeichnet erscheinen. Dies ist der besseren Deutlichkeit geschuldet.

dass das eigene (Über-)Leben sehr ungewiss ist und keine grundlegende Sicherheit und Kontinuität vermitteln kann, so die Vermutung.

Da zentrale Lebensereignisse wie Heirat, Geburt der Kinder etc. aufgrund der Unvorhersehbarkeit der Lebensspanne über das gesamte Leben verteilt sind, ist der Lebenslauf in keiner Weise standardisiert; es haben sich keine auf den Lebenslauf oder das chronologische Alter bezogene Institutionen herausgebildet. Insofern existiert auch keine eindeutig abgegrenzte Phase des (hohen) Alters. Zwar gibt es gesellschaftliche Vorstellungen über alte Menschen (Altersbilder); diese werden jedoch nicht als eine von anderen Altersgruppen abgrenzbare Gruppe – im Widerspruch oder im Unterschied zur Gesellschaft – wahrgenommen.

In der *Ersten Moderne* (ab ca. 1750) führen neue Arbeitstechniken bei der Lebensmittelproduktion, der Ausbau der Transportwege, die Zunahme an medizinischer Versorgung und Bildung, das Einführen von Hygienemaßnahmen etc. – insofern gesellschaftliche Bedingungen – zu einer abnehmenden Fluktuation der Mortalität und zur stetigen Verringerung der Sterblichkeit. Diese Prozesse werden als Domestizierungsprozesse interpretiert, die eine zunehmende Kontrolle über das erreichbare Lebensalter erlauben. Die Lebenserwartung steigt auf 70 Jahre an. Die Sicherheit, nun ein relativ langes Leben führen zu können, ist eine wichtige Voraussetzung für eine Vielzahl von Modernisierungsprozessen auf der Subjekt- und auf der Institutionenebene, so lautet die hier verfolgte Argumentation.

Es werden einerseits Indizien dafür präsentiert, dass die kontinuierlich steigende Lebenserwartung Mitauslöser von Individualisierungsprozessen auf der Subjektebene ist, die ihren Ausdruck in einer zunehmenden Ich-Zentriertheit des Individuums und der Entwicklung einer individuellen biografischen Perspektive finden. Und dieses ich-zentrierte Selbstbild der Individuen wiederum, so kann aufgezeigt werden, bleibt auch nicht ohne Folgen für das tatsächlich erreichbare Lebensalter. Denn indem sich die Individuen als aktiv gestaltende, handlungsfähige Subjekte begreifen, fühlen sie sich zugleich immer mehr in der Lage, lebensbedrohende Krankheiten mit eigenen Mitteln aktiv zu bekämpfen. Der mögliche Tod wird immer mehr als ein berechenbares und bewältigbares *Risiko* perzipiert, das aktiv bekämpft werden kann bzw. bekämpft wird. Auch hier wird daher von Domestizierungsprozessen gesprochen.

Aber auch auf der Institutionenebene führt das steigende Lebensalter zu einschneidenden Veränderungen. Es wird hier als eine wichtige Voraussetzung für die Institutionalisierung des so genannten modernen „Normallebenslaufs" interpretiert. Dieser kann als ein Regelwerk verstanden werden, der das individuelle Leben durch Alterszuschreibung steuert. Die Argumentation lautet, dass erst die stetige Verringerung der Schwankungen der Sterblichkeit die Basis für eine

Verzeitlichung und Chronologisierung des Lebenslaufs bildet, da sie mit seiner zunehmenden Vorhersehbarkeit einhergeht. Und erst die sichere Erwartung eines längeren Lebens, so die weitere Argumentation, lässt es zu, dass gesellschaftliche Normen über den Lebenslauf formuliert und verankert werden können.

Die sich entwickelnde Dreiteilung des Lebenslaufs – in eine Phase der Vorbereitung auf die Erwerbsarbeit, eine Phase der Erwerbsarbeit und eine Nacherwerbsphase – wird dabei zugleich auf die Rationalisierungsbestrebungen der sich modernisierenden Gesellschaft bzw. das Entstehen der so genannten (Erwerbs-)Arbeitsgesellschaft zurückgeführt. Denn mit der zunehmenden Industrialisierung und dem damit verbundenen Streben nach Effizienzsteigerung setzt sich die Überzeugung durch, dass Jüngere erst durch eine längere Ausbildung zu produktiven Arbeitnehmern würden, während ältere Arbeitnehmer den neuen wirtschaftlichen Anforderungen nicht mehr genügten. Infolgedessen werden Letztere immer stärker vom Arbeitsmarkt ausgeschlossen. Dadurch entsteht eine neue Lebensphase, die des so genannten „Ruhestands", die nun mit dem (hohen) Alter gleichgesetzt wird.

Die Herausbildung dieser „unproduktiven" Lebensphase Alter wird insofern als Folge der modernen (kapitalistischen) Arbeitsteilung und des höheren Lebensalters interpretiert. Und diese Entwicklung ist mit der nicht-intendierten Nebenfolge (erster Ordnung) verbunden, so die hier verfolgte These, dass Ältere nun (durch Arbeitslosigkeit) immer weniger in der Lage sind, selbst für ihre existenzielle Sicherheit zu sorgen. Und da die Armenfürsorge der Kommunen durch diese „strukturelle" Klientel überfordert wird, kann erst die Einführung eines zunehmend umfassenden staatlichen Alterssicherungssystems dieses neu entstandene „Standard*risiko*" erfolgreich bewältigen.

Für die *Zweite Moderne* gilt, dass aufgrund des hohen Grads an (medizin-)technischer Versorgung, einer umfassenden Lebensmittelversorgung, eines hohen Bildungsniveaus und einer tendenziell gesundheitsorientierten Lebensweise der Bevölkerung das tatsächlich erreichte Lebensalter der Individuen weiterhin – langsam, aber kontinuierlich – ansteigt. Diese Entwicklung wird hier als ein Prozess weitergehender Domestizierung verstanden. Die Erwartung eines sehr langen Lebens wird nun zur kollektiven Erfahrung, zum Massenphänomen. Eine nicht-intendierte Nebenfolge (erster Ordnung) dieses „Triumphs der Moderne", so lautet die hier verfolgte These, ist das demografische Altern, das Altern der gesamten Bevölkerung.

Es wird aufgezeigt, dass gerade diese Nebenfolge zu Problemen bei verschiedenen Anliegerinstitutionen des Normallebenslaufs wie beispielsweise dem Alterssicherungssystem, dem Arbeitsmarkt etc. führt. Gleichzeitig kann gezeigt werden, dass es gerade diese erstmodernen Institutionen selbst sind, die das demografische Altern überhaupt zum Problem werden lassen. Es wird argumentiert, dass beispielsweise die steigende Zahl von Älteren erst dann zum finanziellen Problem wird, wenn wirtschaftliche und staatliche institutionelle Arrangements die Erwerbstätigkeit älterer Menschen strukturell und normativ eher verhindern. Konkreter: Probleme entstehen in dem Maße, in dem die Arbeitskraft älterer Menschen auf dem Arbeitsmarkt nicht mehr nachgefragt wird und seitdem der Sozialstaat zu einem umfassenden und bevölkerungsweit institutionalisierten System sozialstaatlicher Daseinsvorsorge geworden ist.

Die entstehenden Probleme können, so lautet die These, *innerhalb* der bestehenden Institutionen – falls überhaupt – nur zeitlich begrenzt gelöst werden; die dazu notwendigen, der jeweiligen Problemlage angepassten Lösungsstrategien sind wiederum mit Komplexitätssteigerungen innerhalb der Institutionen verbunden, was weitere nicht-intendierte Nebenfolgen wahrscheinlich macht. Gleichzeitig werden zahlreiche Verschränkungen zwischen bestehenden Institutionen offenbar, die dazu führen, dass Problemlösungen innerhalb einer Institution Nebenfolgen in anderen Institutionen zeitigen, die deren Wirksamkeit zunehmend in Frage stellen können. Es entstehen – in der Terminologie der Theorie reflexiver Modernisierung ausgedrückt – Nebenfolgen zweiter Ordnung, die in sehr grundlegender Weise die bisherigen Anliegerinstitutionen des Normallebenslaufs in Frage stellen. Es entstehen Gefahren zweiter Ordnung, die weder auf externe Faktoren zurückzuführen sind noch auf Risiken, die von den Individuen selbst eingegangen werden. Ihr Entstehen liegt in den Institutionen selbst begründet, die aufgrund ihrer zunehmenden Komplexität und ihrer vielfachen Verschränkungen nicht-intendierte Nebenfolgen produzieren, die sie selbst nicht mehr bewältigen können.

Neben den Anliegerinstitutionen unterliegt aber auch der Normallebenslauf selbst zunehmender Infragestellung bzw. zumindest partieller Auflösungstendenzen, so konnte anhand verschiedener empirischer Befunde belegt werden.

Dass dieses Infragestellen erstmoderner institutioneller Rahmungen für die Individuen einen weiteren Individualisierungsschub bedeutet, diese These wird im Rahmen der Argumentation zur Subjektebene verfolgt. Es wird vermutet, dass das zunehmende Versagen erstmoderner Institutionen und die gleichzeitige Sicherheit eines immer längeren Lebens gravierende Veränderungen auf der Subjektebene – hinsichtlich des individuellen Selbstverständnisses und der biografischen Orientierung – hervorrufen. Insbesondere die zunehmende De-Institutionalisierung des Normallebenslaufs, so die These, trägt dazu bei, dass sich das Individuum immer mehr als eigenverantwortlicher und aktiver Entscheider über sein eigenes Leben versteht bzw. verstehen muss, ohne dass es sich dabei auf herkömmliche gesellschaftliche Vorgaben berufen könnte. Diese Autonomie scheint allerdings zunehmend fiktiv zu werden, da sich die Individuen immer weniger in der Lage sehen, die Bedingungen des Kontextes und die Nebenfolgen des eigenen Handelns einschätzen, planen und bewältigen zu können. Insofern wird die Autonomie der Zweiten Moderne als eine „Quasi-Autonomie" interpretiert, die von den Individuen auch so wahrgenommen wird.

Viele Indizien deuten darauf hin, dass eine radikalisierte Individualisierung besonders deutlich in der nun sehr langen Phase des Alters zum Tragen kommt. Denn insbesondere die Altersphase ist gekennzeichnet durch eine Vielzahl an Ungewissheiten und Unsicherheiten, sowohl in materieller, sozialer als auch in normativer Hinsicht. Gerade diese Entwicklung erfordert es, so die Ansicht einer Vielzahl von Autoren, dass sich die Individuen verstärkt eigenverantwortlich der Bewältigung der dadurch hervorgerufenen Probleme widmen. Wichtig sei die individuelle Entwicklung eines langfristigen Lebensplans, der alle Lebensphasen und Lebensbereiche des eigenen Lebens mit einbeziehe.

Allerdings ergeben aktuelle Befunde aus der Biografieforschung, dass diese Forderung, gerade aufgrund der steigenden Ungewissheiten und Unsicherheiten, für viele eine Überforderung darstellt. Es werden Belege dafür präsentiert, dass die Individuen in der Zweiten Moderne verstärkt auf die Planung ihres gesamten Lebens verzichten und immer mehr dazu übergehen, stark gegenwartsorientiert nur noch zeitlich begrenzte Lebensabschnitte in ihre Planungen einzubeziehen.

In der folgenden Tabelle werden die beschriebenen Wechselbeziehungen zwischen Lebensalter und Modernisierung vor dem Hintergrund der historischen Perspektive zusammenfassend dargestellt.

Abbildung 8: Wechselbeziehungen zwischen Lebensalter und Modernisierung

Epoche	Gesellschaftlicher Rahmen	Demografischer Rahmen
Vormoderne: Fehlende Erwartung eines höheren Lebensalters	Vorwiegend agrarische Produktion Wenig entwickelte Infrastruktur Fehlende medizinische Versorgung	Lebenserwartung 35 – 40 Jahre Hohe und stark fluktuierende Mortalität Exogene Todesursachen („Krisenmortalität")
	Subjektebene	**Institutionenebene** (lebenslaufbezogen)
	Ich als Rollenträger Keine Entwicklung einer biografischen Perspektive Tod als *Gefahr*	Keine auf den Lebenslauf oder auf das chronologische Alter bezogene Institutionen Keine sozial konstruierte Lebensphase des hohen Alters
	Gesellschaftlicher Rahmen	**Demografischer Rahmen**
Erste bzw. einfache Moderne: Erwartung eines höheren Lebensalters Nebenfolge 1. Ordnung: Gefährdung der Existenzsicherung Älterer	Steigerung der Lebensmittelproduktion durch neue Agrartechniken Ausbau der Transportwege Zunahme an medizinischer Versorgung Öffentliche und private Hygienemaßnahmen Zunahme an Bildung	Lebenserwartung bis zu 70 Jahren Fluktuation der Mortalität sinkt Geringer werdende Mortalität (höheres Lebensalter) Endogene Todesursachen („Zivilisationskrankheiten")
	Subjektebene	**Institutionenebene**
	Individualisierung: - Ich-Zentriertheit (Autonomie) - Entstehen einer biografischen Entwicklungsperspektive Tod als *Risiko* (Domestizierung)	Entstehen der Institution des Normallebenslaufs mit seinen Anliegerinstitutionen (Familie, Erwerbsarbeit, Rentensystem etc.) Entstehen der Lebensphase hohes Alter
	Gesellschaftlicher Rahmen	**Demografischer Rahmen**
Zweite bzw. reflexive Moderne: Erwartung eines sehr hohen Lebensalters Nebenfolge 1. Ordnung: demografisches Altern Nebenfolge 2. Ordnung: Infragestellen erstmoderner Institutionen	Qualitativ hochwertige Lebensmittel Sehr hoher Grad an medizinischer Versorgung Hohes Bildungsniveau Tendenziell gesundheitsorientierte Lebensweise	Lebenserwartung in Zukunft bis zu ca. 84 Jahren, weiter steigende Tendenz Gleichbleibend niedrige Mortalität Endogene Todesursachen Langsame Abnahme des krankheitsbedingten Todes
	Subjektebene	**Institutionenebene**
	Radikalisierte Individualisierung: - Wahrnehmung steigender Unsicherheiten und Ungewissheiten - „Quasi-Autonomie" - Verschiedene Muster biografischer Perspektiven (z.B. Verzicht auf langfristige Planung)	Zunehmende De-Institutionalisierung des Normallebenslaufs Prekärwerden der „Anliegerinstitutionen" des Normallebenslaufs wie Arbeitsmarkt, GRV, GKV etc.

7 Neue Perspektiven auf das Alter(n)

Die Betrachtung des steigenden Lebensalters im Kontext der Modernisierungsprozesse sollte es ermöglichen, einen Einblick in einige der Wechselbeziehungen zu geben, die die Grundlage der demografischen Herausforderungen der Zweiten Moderne bilden. Denn es gilt eines festzuhalten: Weder der demografische Wandel noch die Altersstruktur der Bevölkerung machen für sich genommen die Problematik aus. Erst in Verbindung mit erstmodernen Institutionen ergeben sich mit dem demografischen Altern zunehmend nicht-intendierte Nebenfolgen, die die bisherigen Umgangsweisen mit dem Alter grundlegend in Frage stellen. Erst vor diesem Hintergrund scheint das Alter(n) in seinen ökonomischen, sozialpolitischen und normativen Auswirkungen gegenwärtig und zukünftig nicht mehr kontrollierbar (vgl. Backes 1997: 370). Um es noch einmal zu betonen: Nicht die „Illegitimität" des Alters gilt es zu beklagen, wie dies in öffentlichen und politischen Diskussionen so häufig der Fall ist.[158] Solchen Betrachtungen liegen meist Normalitäts- und Gleichgewichtsvorstellungen hinsichtlich der Bevölkerungsstruktur zugrunde, die nach Backes (1997: 367) ihres ideologieträchtigen Kerns entlarvt werden müssen. Vielmehr gilt es, den Zusammenhang zwischen dem Lebensalter und einfach modernen und reflexiv modernen Entwicklungen zu verstehen, um dringend notwendige neue institutionelle und individuelle Formen des Umgangs mit dem Alter(n) entwerfen zu können.

Abstrakt und mit Hilfe des oben verwendeten theoretischen Instrumentariums formuliert, kann die Situation in der Zweiten bzw. reflexiven Moderne folgendermaßen skizziert werden: In vielen Bereichen beginnen sich aufgrund des Aufeinandertreffens verschiedener nicht-intendierter Nebenfolgen (erster Ordnung) moderner Institutionalisierungen Nebenfolgen zweiter Ordnung herauszubilden, die existierende erstmoderne – auf den Lebenslauf bezogene – Institutionen zunehmend in Frage stellen bzw. zu ihrem Versagen führen. Es entstehen neue Problemlagen, die als Gefahren zweiter Ordnung interpretiert werden können, da sie weder auf externe Faktoren zurückzuführen sind noch auf Risiken, die von den Individuen selbst eingegangen werden. Ihr Entstehen

---

158 Ein „Umbau" der Bevölkerungsstruktur ist im Rahmen der für zivilisierte Gesellschaften gültigen Moral- und Ethikvorstellungen kaum möglich, worauf Backes (1997: 371) hinweist.

liegt in den Institutionen selbst begründet. Dies hat einen Anstieg an Unsicherheiten und Ungewissheiten im Umgang mit dem Alter(n) sowohl auf institutioneller und normativer als auch auf individueller Ebene zur Folge. Zur Bewältigung entstehender Probleme müssen Entscheidungen unter Bedingungen unvollständigen Wissens, der Unsicherheit ihrer Konsequenzen (möglicher nicht-intendierter Nebenfolgen) und begrenzter Rationalität getroffen werden. Und neu entstehende Institutionen können aufgrund der Zunahme nicht-intendierter Nebenfolgen keine generellen Lösungen darstellen, sondern müssen als zeitlich begrenzte und jederzeit revidierbare Lösungsstrategien interpretiert werden.[159]

Damit geraten Verantwortliche und Betroffene allerdings nicht zwangsläufig in eine ausweglose Krise, und das soll hier ausdrücklich betont werden, wohl aber unter einen evidenten Handlungsdruck. Die negative Assoziation, die sich mit dem Begriff der nicht-intendierten Nebenfolge verbindet, ist meiner Meinung nach unangemessen. Denn ebenso kann die durch die Kumulation nicht-intendierter Nebenfolgen entstandene „Krise" zu einem umfassenden Umbau der Institutionen genutzt werden, damit diese der veränderten Situation gerechter werden. Sie kann als eine Chance zur politischen Umgestaltung verstanden werden. Ziel eines aktiven und gezielten Umbaus sollte es dabei sein, die Chancengleichheit und Lebensqualität in und zwischen allen Altersgruppen zukünftig zu gewährleisten (vgl. auch Backes 2008).

Bei den notwendigen Veränderungen kann es allerdings nicht darum gehen, ausschließlich bei der Lebensphase Alter anzusetzen, worauf vor allem Backes (2008) hinweist. Denn die einzelnen Lebensphasen sind eng miteinander verwoben, so dass Veränderungen in der einen Lebensphase nicht ohne Konsequenzen für die anderen Lebensabschnitte bleiben. Und da sich parallel zum demografischen Altern die sozial konstruierten Altersgrenzen verschoben haben und sich die Dauer der einzelnen Lebensphasen verändert hat, ist ein neuer Umgang mit dem Alter(n) ohne eine grundlegende Veränderung des Lebenslaufs als Ganzem nicht denkbar.

Notwendig ist zum einen die Umgestaltung der „Anliegerinstitutionen" des Normallebenslaufs wie Arbeitsmarkt, Sozialstaat und Familie etc., die die Verteilung von Arbeit und Leistungen, Rechten und Pflichten regeln (vgl. ebd.).

---

159 Dass die Wichtigkeit der Berücksichtigung nicht-intendierter Nebenfolgen inzwischen auch im Bewusstsein einiger Politiker angekommen ist, spiegelt sich in einem Zitat von Steinbrück (2006) wider: „In unserer komplexen und offenen Gesellschafts- und Wirtschaftsordnung führt jeder Eingriff auch zu unerwünschten Folgen, die wiederum nach Korrektur verlangen. Daraus ergeben sich für mich drei Schlussfolgerungen. Erstens sollten wir uns jeden tieferen Eingriff gut überlegen. Ihm auch in Zeiten, die nach schnell wechselnden und exklusiven Meldungen verlangen, Reifezeit gönnen. Zweitens sollten wir die Sehnsucht nach den großen, mitreißenden Visionen zumindest kombinieren mit der Vernunft des schrittweisen Vorgehens. Und drittens sollten wir Nachbesserungen und Nachjustierungen nicht diffamieren."

Das Ziel des Umbaus sollte es sein, die Potenziale aller Altersgruppen zum Wohle der Individuen und der Solidargemeinschaft auszuschöpfen, um Chancengleichheit und Lebensqualität für alle zu gewährleisten. Potenziale werden hier im Sinne des fünften Altenberichts als noch nicht verwirklichte Möglichkeiten definiert (vgl. Fünfter Altenbericht 2006: 28). Darunter werden nicht nur materielle Ressourcen, sondern auch „Gesundheit, Leistungsfähigkeit, Lernfähigkeit, Interesse, Zeit, Erfahrungen und Wissen" verstanden (ebd.). Aus eher individueller Perspektive besteht das Ziel dabei darin, persönliche Ziel- und Wertvorstellungen verwirklichen zu können. Aus gesellschaftlicher Perspektive steht die Frage im Mittelpunkt, inwieweit die verschiedenen Altersgruppen einen Beitrag zum Wohl der Solidargemeinschaft leisten können.

Potenziale sind allerdings sozial ungleich verteilt. Sie sind u.a. durch die soziale Herkunft, das Geschlecht, das soziale Umfeld und durch die individuelle Erwerbs- und Bildungsbiografie beeinflusst (vgl. ebd., 29). Insofern muss es Aufgabe der Politik und anderer gesellschaftlich relevanter Gruppen wie Unternehmen, Kommunen, NGOs, Bürgerinitiativen etc. sein, institutionelle Rahmenbedingungen zu schaffen, die es erlauben, dass die Potenziale aller *entwickelt* und *genutzt* werden können.[160]

Insbesondere muss es darum gehen, die Arbeits- und Aufgabenverteilung zwischen den Generationen – beispielsweise auf dem *Arbeitsmarkt* – zu überdenken und neu zu gestalten. Denn es kann weder im Sinne der Solidargemeinschaft noch der Individuen sein, dass aufgrund sozialstaatlich festgesetzter Altersgrenzen leistungsfähige und -bereite Individuen vom (Erwerbs-)Arbeitsmarkt ausgeschlossen werden (vgl. z.B. Struck 2008: 293, Höpflinger 2005). Eine Synchronisierung der Alters- und Leistungsgrenzen wird daher gefordert. Insofern ist eine Flexibilisierung des Übergangs vom Erwerbsleben zur Nacherwerbsphase vonnöten, der die jeweiligen individuellen Potenziale berücksichtigt. Darüber hinaus ist es erforderlich, die Arbeitsbedingungen so zu gestalten, dass sie an den vorhandenen Potenzialen aller Erwerbstätigen – zum Beispiel hinsichtlich ihres gesundheitlichen Zustandes oder ihres Bildungsgrades – ansetzen. Denn nur so ist deren Förderung, Entwicklung und Nutzung möglich. Denkbar sind hier beispielsweise Maßnahmen des Gesundheitsschutzes, der Gesundheitsförderung und der Prävention (vgl. Fünfter Altenbericht 2006: 116) oder, auf Bildung bezogen, verstärkte Qualifizierungsmaßnahmen, auch für Ältere.

Backes (2008: 83f.) weist vor allem auf die Notwendigkeit der Neugestaltung der *geschlechtsspezifischen Arbeitsteilung* hin. Denn Generationenlagen und Geschlechterlagen sind während des gesamten Lebenslaufs eng miteinander

---

160 Dass bei der Diskussion um Potenziale aber auch ihre Grenzen (z.B. durch Krankheit) anerkannt werden müssen, darauf verweist insbesondere Backes (2008).

verwoben (vgl. ebd., 84). Das wird beispielsweise daran deutlich, dass die Pflege von Kindern und alten Menschen bisher primär eine Arbeit ist, die von Frauen geleistet wird, was mit der Konsequenz verbunden ist, dass Frauen nicht in dem Maße wie Männer in den Erwerbsarbeitsmarkt eingebunden sind und damit verbunden auch weniger zu ihrer sozialen Sicherung im Alter beitragen können. Insofern werden vorhandene Potenziale nicht ausgeschöpft, was nicht nur für die Frauen selbst, sondern auch für die Gesamtgesellschaft mit langfristigen negativen Folgen verbunden ist.

Um alle Potenziale ausschöpfen zu können, müssen aber neben der *Erwerbs*arbeit auch andere Formen der Arbeit wie Familien- und Pflegearbeit, bürgerliches Engagement etc. mit ihren spezifischen Möglichkeiten anerkannt und vor allem gefördert werden (Amann, Kolland 2008: 37, Clemens 2004: 96). Eine Pluralisierung gesellschaftlicher Teilhabemodelle über die Erwerbsarbeit hinaus ist gefordert. Gerade die informellen Hilfen und Unterstützungen, die innerhalb der Familien und der privaten Netzwerke geleistet werden, sollten dabei als Teil der Lebensarbeitszeit anerkannt werden, so die Überzeugung. Die verschiedenen Formen von Arbeit sollten darüber hinaus bei *jedem* – bzw. in allen Altersgruppen – in ein angemessenes Verhältnis zueinander gebracht werden.

Auch auf individueller Ebene ist ein veränderter Umgang mit dem Alter(n) vonnöten. Im Zuge der – oben beschriebenen – radikalisierten Individualisierung müssen immer mehr Entscheidungen vom Individuum selbst – während des gesamten Lebenslaufs – eigenverantwortlich getroffen werden, ohne dass es auf gesellschaftliche normative Vorgaben zurückgreifen kann.[161] Aber insbesondere im Alter ist ein Mehr an Entscheidung und Eigenverantwortung erforderlich, da die sogenannte sozial gesicherte „rollenlose Rolle" (Tartler 1961) des Alters einer zunehmenden Unbestimmtheit gewichen ist, die nicht nur normative, sondern auch materielle Sicherheiten in Frage stellt. Um die eigene Lebensqualität auch im Alter zu sichern, ist daher ein Mehr an Handlungskompetenz erforderlich, das allerdings an vorhandene Ressourcen gebunden ist (vgl. Backes 2008: 82).

---

161 Bei der Diskussion um eine radikalisierte Individualisierung sollten meiner Meinung nach ihre positiven Effekte nicht vernachlässigt werden. Denn die De-Institutionalisierungsprozesse eröffnen beispielsweise den Älteren zugleich neue Entwicklungs- und Gestaltungsperspektiven, worauf u.a. Böhnisch (1999: 121) hinweist. Und Druyen (2003: 192) spricht sogar von einer möglichen zweiten Reifung im Alter. Auch in den Medien wird verstärkt gerade auf die Chancen des Alters hingewiesen. Individualisierung kann insofern sowohl als Chance als auch als Risiko begriffen werden (vgl. Beck, Beck-Gernsheim 1994). Dass die jeweilige Interpretation abhängig von den Ressourcen der Einzelnen ist, liegt auf der Hand.

Diese liegen bei Älteren u.a. in ihren Biografien begründet und können nach Mader durch die biografische Konstruktion ihrer Lebensgeschichte mobilisiert werden (vgl. Mader 1994: 96). Er betont: „Für alte Menschen bedeutet Individualisierung zumeist extreme Biographienotwendigkeit und Abhängigkeit von den im Lebenslauf angesammelten Ressourcen" (ebd.). Um eine aktive Lebensgestaltung im Alter zu fördern, ist es aus sozialgerontologischer Sicht notwendig, die subjektiven Kompetenzen und die biografischen Anpassungsleistungen der Älteren zu fördern. Wesentliche Ansatzpunkte für die *Soziale Arbeit* werden dabei in den Konzepten des biografischen Lernens und des Empowerments gesehen (vgl. Schweppe 1999: 266f.). Unter dem *biografischen Lernen* wird Folgendes verstanden:

> „die eigene Lebensgeschichte aus heutiger Sicht und damit aus der Sicht veränderter Lebensbedingungen Revue passieren zu lassen, um so das früher Erfahrene mit anderen Augen zu sehen und zu verstehen, möglicherweise Umdeutungen vorzunehmen, wenn dies nötig wird, und die angesichts veränderter Lebensbedingungen notwendigen Umorientierungen in der Lebenspraxis vornehmen zu können" (Schweppe 1999: 266f.).[162]

Das Konzept des *Empowerments* zielt darauf ab, die individuellen Potenziale zu fördern, die notwendig sind, um den gestiegenen Gestaltungs- und Bewältigungsaufgaben in der Zweiten Moderne gerecht zu werden. Es wird von Keupp so definiert: Empowerment ist ein

> „Prozeß, innerhalb dessen Menschen sich ermutigt fühlen, ihre eigenen Angelegenheiten in die Hand zu nehmen, ihre eigenen Kräfte und Kompetenzen zu entdecken und ernst zu nehmen und den Wert selbsterarbeiteter Lösungen schätzen zu lernen" (Keupp 1996: 164).

Er betont die Wichtigkeit, gerade jene Potenziale zu stärken, die für die Bewältigung eines individualisierten Lebens zentral sind. Dies sind nach ihm: Gestaltungskompetenz, die Fähigkeit, Regeln auszuhandeln, Konfliktfähigkeit, das Aushalten von Ambivalenzen und die Fähigkeit, Beziehungsnetze zu knüpfen und aufrechtzuerhalten (vgl. Keupp 1994: 345f.). Keupp (1996) weist zudem darauf hin, dass es nicht darum geht, die Individuen in existierende soziale Zusammenhänge einzupassen, sondern sie zu befähigen, sich selbst soziale Zusammenhänge zu schaffen. Schweppe bezieht dieses Konzept auf die Soziale Arbeit mit alten Menschen. Dennoch kann es im Sinne Keupps einen wichtigen Ansatz für alle Altersgruppen bilden.

---

162 Vgl. hierzu auch Kade 1994a.

Die oben geforderten Veränderungen auf institutioneller und individueller Ebene setzen allerdings voraus, dass sich die kulturellen Normen und Werte reflexiv moderner Gesellschaften ändern. Insbesondere Backes weist darauf hin, dass die derzeit gängigen Generationen-, Lebensphasen- und Geschlechternormen und -rollen dekonstruiert werden müssen, um sie für Neukonstruktionen zu öffnen (vgl. Backes 2008: 84). Um diesem Ziel näher zu kommen, plädiert sie für die Entwicklung eines *neutralen* Konzepts des am langen Leben orientierten Menschen in einer Gesellschaft des langen Lebens, kurz des „*homo vitae longae*" (ebd., 86), das gleichzeitig praktische Handlungsansätze beinhalten soll. Dieses soll an zurzeit aktuellen Leitbildern, „an mitverantwortlichem Leben älterer Menschen und Solidarität, Alter als zukünftigem Innovationsmotor, Nachhaltigkeit und Generationensolidarität, lebenslangem Lernen und schließlich Prävention" orientiert sein (ebd., 86f.). Seine Entwicklung setzt nach Backes 1. die kritische Auseinandersetzung mit anderen Leitbildern zum Alter(n) mit deren impliziten Macht-, Herrschafts- und Ungleichheitsverhältnissen voraus, 2. eine Verständigung über menschliche Grundbedürfnisse und 3. spezifische Annahmen zu gesellschaftlichen Leitideen (vgl. ebd., 87ff.). Ein derartiges Konzept erlaubt, so die Einschätzung Backes,

> „eine Einbettung aller Lebensalter, führt weg von einer Alterskonzentration oder gar -fixierung und damit von einseitigen oder wertebelasteten Diskussionen um das Alter: Und es ermöglicht die Anbindung an die Fragen der Lebensqualität über den Lebensverlauf und der Chancengleichheit (von Generationen, Altersgruppen bis ins hohe Alter, Geschlechtern, Migrantinnen/Migranten bzw. Ethnien" (Backes 2008: 97).

Ihr Ziel ist es, mit Hilfe dieses Konzepts praktische Umgestaltungen auf der Ebene individueller Handlungsmuster und institutioneller Regelungen anzuregen, eine schwierige, aber dennoch *unverzichtbare* Aufgabe.

Denn ein Ende des kontinuierlichen Anstiegs des – tatsächlichen und erwartbaren – Lebensalters in reflexiv modernen Gesellschaften ist nicht in Sicht. Vielmehr mehren sich gegenwärtig die Stimmen von Vertretern der molekularbiologischen und biogerontologischen Forschung, die eine zukünftige Medizin für denkbar halten, die nicht nur alterungsbedingte Krankheiten aus der Welt schafft, sondern darüber hinaus imstande ist, dem biologischen Prozess des Älterwerdens direkt entgegenzutreten (vgl. z.B. Knell, Weber 2009). Dieses entspricht ganz den archaischen Sehnsüchten der Menschen nach einer Überwindung des Alterns, nach dem ewigen Jungbrunnen oder der Verjüngungsmühle. Die Mythen sämtlicher Hochkulturen sind von diesem Menschheitstraum geprägt, so dass es naheliegt zu vermuten, dass vieles darangesetzt werden wird, diesen Wunsch Realität werden zu lassen.

Ein Indiz für diese Vermutung mag sein, dass der Medizin-Nobelpreis im Jahr 2009 an drei Forscher ging, die zur weiteren Entschlüsselung des Alterungsprozesses beitragen konnten. Die FAZ beschreibt ihr Forschungsergebnis euphorisch als die Entdeckung des „Unsterblichkeitsenzyms" (FAZ.NET 2009).

Ob eine maximale Langlebigkeit allerdings eine Wohltat für die Menschheit darstellt, ist eine Frage, die kaum beantwortet werden kann. Es ist umstritten, ob ein Mehr an Lebenszeit für die Individuen zugleich ein Mehr an Lebens*qualität* bedeutet (vgl. z.B. Harris 2009: 192, Knell 2009). Ebenso ist unklar, in welcher Weise ein allgemein sehr viel höheres Lebensalter gesamtgesellschaftliche Interessen beeinflusst. Die meisten Autoren, die sich mit dem letzten Aspekt beschäftigen, stehen einer maximal gesteigerten Lebensdauer eher kritisch gegenüber (vgl. z.B. Harris 2009).

Und auf die Frage, ob gar die Unsterblichkeit ein anzustrebendes Gut ist, antwortet der Bioethiker Kass beispielsweise:

> „dass das menschliche Leben ohne Tod besser wäre, bedeutet – so mein Vorschlag – zu argumentieren, dass das menschliche Leben besser wäre, wenn es etwas anderes als menschlich wäre (...). Die neuen Unsterblichen würden in einem bedeutenden Sinne überhaupt nicht so sein wie wir. Wenn das stimmt, so würde eine menschliche Entscheidung für körperliche Unsterblichkeit auf einer grundlegenden Verwirrung beruhen, nämlich der, ein großartiges Gut nur unter der Bedingung zu wählen, dass man jemand anders wird" (Kass 2001: 18).

8 Literaturverzeichnis

Abelin, Theodor (1992): Welcher Art ist das gewonnene Leben? Ein Beitrag zur Frage der Selbständigkeit und Abhängigkeit im Alter aufgrund einer schweizerischen Untersuchung, in: Imhof, Arthur E. (Hg.), Leben wir zu lange? Die Zunahme unserer Lebensspanne seit 300 Jahren – und ihre Folgen, Köln: Böhlau Verlag, S. 103-116

Abraham, Anke (2002): Der Körper im biographischen Kontext. Ein wissenssoziologischer Beitrag Wiesbaden: Westdeutscher Verlag

Alber, Jens (1982): Vom Armenhaus zum Wohlfahrtsstaat. Analysen zur Entwicklung der Sozialversicherung in Westeuropa, Frankfurt/Main: Campus

Alheit, Peter; Dausien, Bettina (1990): Biographie. Eine problemgeschichtliche Skizze, Bremen: Universität Bremen

Amann, Anton (1989): Die vielen Gesichter des Alters. Tatsachen – Fragen – Kritiken, Wien: Verlag der österreichischen Staatsdruckerei

Amann, Anton (1993): Soziale Ungleichheit im Gewande des Alters – Die Suche nach Konzepten und Befunden, in: Naegele, Gerhard; Tews, Hans Peter (Hg.), Lebenslagen im Strukturwandel des Alters. Alternde Gesellschaft – Folgen für die Politik, Opladen: Westdeutscher Verlag, S. 100-115

Amann, Anton; Kolland, Franz (2008): Kritische Sozialgerontologie - Konzeptionen und Aufgaben, in: Dies. (Hg.), Das erzwungene Paradies des Alters? Fragen an eine Kritische Gerontologie, Wiesbaden: VS Verlag, S. 13-43

Arbeitsgruppe Sozialpolitik (1988): Alter und Sozialpolitik, in: Göckenjan, Gerd; Kondratowitz, Hans-Joachim von (Hg.), Alter und Alltag, Frankfurt/Main: Suhrkamp, S. 137-156

Ariès, Philippe (1976): Geschichte der Kindheit. Mit einem Vorwort von Hartmut von Hentig, München: Hanser Verlag

Ariès, Philippe (1980): Geschichte des Todes, München: Hanser

Backes, Gertrud M. (1997): Alter(n) als "gesellschaftliches Problem"?, Wiesbaden: Westdeutscher Verlag

Backes, Gertrud M. (1998a): Alternde Gesellschaft und Entwicklung des Sozialstaates, in: Clemens, Wolfgang; Backes, Gertrud M. (Hg.), Altern und Gesellschaft. Gesellschaftliche Modernisierung durch Altersstrukturwandel, Opladen: Leske + Budrich, S. 257-286

Backes, Gertrud M. (1998b): Zur Vergesellschaftung des Alter(n)s im Kontext der Modernisierung, in: Clemens, Wolfgang; Backes, Gertrud M. (Hg.), Altern und Gesellschaft. Gesellschaftliche Modernisierung durch Altersstrukturwandel, Opladen: Leske + Budrich, S. 23-60

Backes, Gertrud M. (2008): Potenziale des Alter(n)s – Perspektiven des homo vitae longae?, in: Amann, Anton; Kolland, Franz (Hg.), Das erzwungene Paradies des Alters? Fragen an eine Kritische Gerontologie, Wiesbaden: VS Verlag, S. 63-100

Bähr, Jürgen (1992): Bevölkerungsgeographie, Stuttgart: Ulmer Verlag (UTB)

Beck, Ulrich (1986): Die Risikogesellschaft. Auf dem Weg in eine andere Moderne, Frankfurt/Main: Suhrkamp

Beck, Ulrich (1994): Vom Veralten sozialwissenschaftlicher Begriffe, in: Görg, Christoph, Gesellschaft im Übergang. Perspektiven kritischer Soziologie, Darmstadt: Wissenschaftliche Buchgesellschaft, S. 21-43

Beck, Ulrich (1996): Das Zeitalter der Nebenfolgen und die Politisierung der Moderne, in: Ders., Giddens, Anthony; Lash, Scott, Reflexive Modernisierung. Eine Kontroverse, Frankfurt/Main: Suhrkamp, S. 19-112

Beck, Ulrich (2000): Freiheit statt Kapitalismus, in: Die Zeit, Interview mit Ulrich Beck und Richard Sennett, URL: www.zeit.de/2000/15/200015.besennett_.xml (29.01.2010)

Beck, Ulrich (2009): Eröffnungsvortrag zur Abschlussveranstaltung des SFB 536 am 28.05.2009 in Tutzing, bisher unveröffentlichtes Manuskript

Beck, Ulrich; Beck-Gernsheim, Elisabeth (1994): Riskante Freiheiten. Individualisierung in modernen Gesellschaften, Frankfurt/Main: Suhrkamp

Beck, Ulrich; Bonß, Wolfgang (2001): Die Modernisierung der Moderne, Frankfurt/Main: Suhrkamp

Beck, Ulrich, Bonß, Wolfgang; Lau Christoph (2001): Theorie reflexiver Modernisierung – Fragestellungen, Hypothesen, Forschungsprogramme, in: Beck, Ulrich; Bonß, Wolfgang (2001), Die Modernisierung der Moderne, Frankfurt/Main: Suhrkamp, S. 11-59

Beck-Gernsheim, Elisabeth (1993): Familie und Alter: Neue Herausforderungen, Chancen, Konflikte, in: Naegele, Gerhard; Tews, Hans Peter (Hg.), Lebenslagen im Strukturwandel des Alters, Wiesbaden: Westdeutscher Verlag, S. 158-169

Bellmann, Lutz, Hilpert, Markus, Kistler, Ernst; Wahse, Jürgen (2003): Herausforderungen des demographischen Wandels für den Arbeitsmarkt und die Betriebe, in: Miteilungen aus der Arbeitsmarkt- und Berufsforschung, 36, S. 133-149

Bendix, Reinhard (1969): Modernisierung in internationaler Perspektive, in: Zapf, Wolfgang (Hg.), Theorien des sozialen Wandels, Köln: Kiepenheuer, S. 505-512

Benstson, Vern; Schütze, Yvonne (1992): Altern und Generationenbeziehungen: Aussichten für das kommende Jahrhundert, in: Baltes, Paul; Mittelstrass, Jürgen (Hg.), Zukunft des Alterns und gesellschaftliche Entwicklung, Berlin: de Gruyter Verlag S. 492-517

Berger, Johannes (1988): Modernitätsbegriffe und Modernitätskritik in der Soziologie, in: Soziale Welt, Jg. 39, Heft 2, S. 224-236

Blankertz, Herwig (1982): Die Geschichte der Pädagogik. Von der Aufklärung bis zur Gegenwart, Wetzlar: Büchse der Pandora

Böhnisch, Lothar (1999): Altern als biographischer Prozeß, in: Lenz, Karl, Rudolph, Martin; Sickendiek, Ursel (Hg.), Die alternde Gesellschaft. Problemfelder gesellschaftlichen Umgangs mit Altern und Alter, Weinheim: Juventa Verlag, S. 121-135

Böschen, Stefan, Kratzer, Nick; May, Stefan (2006): Einleitung: Die Renaissance des Nebenfolgentheorems in der Analyse moderner Gesellschaften, in: Dies. (Hg.), Nebenfolgen. Analysen zur Konstruktion und Transformation moderner Gesellschaften, Weilerswist: Velbrück Wissenschaft, S. 7-38

Böschen, Stefan, Kratzer, Nick; May, Stefan (2006): Zusammenfassung: Zeitalter der Nebenfolgen. Kontinuität oder Diskontinuität in der Entwicklungsdynamik moderner Gesellschaften?, in: Dies. (Hg.), Nebenfolgen. Analysen zur Konstruktion und Transformation moderner Gesellschaften, Weilerswist: Velbrück Wissenschaft, S. 185-256

Bogucka, Maria (1983): Die städtischen Familien in Polen während des 16. und 17. Jahrhunderts, in: Borscheid, Peter; Teuteberg, Hans J. (Hg.), Ehe, Liebe, Tod. Zum Wandel der Familie, der Geschlechts- und Generationsbeziehungen in der Neuzeit, Münster: Coppenrath Verlag, S. 233-244

Bohn, Cornelia; Hahn, Alois (1999): Selbstbeschreibung und Selbstthematisierung: Facetten der Identität in der modernen Gesellschaft, in: Willems, Herbert; Hahn, Alois (Hg.), Identität und Moderne, Frankfurt/Main: Suhrkamp, S. 33-61

Bonß, Wolfgang (1995): Vom Risiko. Unsicherheit und Ungewissheit in der Moderne, Hamburg: Hamburger Edition

Bonß, Wolfgang (1996): Die Rückkehr der Unsicherheit. Zur gesellschaftlichen Bedeutung des Risikobegriffs, in: Banse, Georg (Hg.), Risikoforschung zwischen Disziplinarität und Interdisziplinarität. Von der Illusion der Sicherheit zum Umgang mit Unsicherheit, Opladen: Leske + Budrich, S. 165-192

Bonß, Wolfgang (1997): Die gesellschaftliche Konstruktion von Sicherheit, in: Lippert, Ekkehard, Prüfert, Andreas; Wachtler, Günther (Hg.), Sicherheit in der unsicheren Gesellschaft, Opladen: Westdeutscher Verlag, S. 21-41

Bonß, Wolfgang (1998): Berechenbarkeit und Vertrauen. Zur Herstellung von Sicherheit in der Risikogesellschaft, in: Koch, Harald; Willingmann, Armin (Hg.), Großschäden – Complex Damages. Rechtliche und alternative Regulierungsstrategien im In- und Ausland, Baden-Baden: Nomos, S. 47-67

Bonß, Wolfgang (2001): Anmerkungen zum Stichwort der Basisprämissen, Unveröffentlichtes Manuskript

Bonß, Wolfgang; Zinn, Jens (2003): Ungewissheit in der Moderne, in: SOWI. Das Journal für Geschichte, Politik, Wirtschaft und Kultur, Jg. 32, Heft 2, S. 31-42

Born-Wagendorf, Monika (1989): Identitätsprobleme des bürgerlichen Subjekts in der Frühphase der bürgerlichen Gesellschaft. Untersuchungen zu „Anton Reiser" und „Wilhelm Meister", Pfaffenweiler: Centaurus-Verlagsgesellschaft

Born, Claudia, Krüger, Helga; Lorenz-Meyer, Dagmar (1996): Der unentdeckte Wandel. Annäherung an das Verhältnis von Struktur und Norm im weiblichen Lebenslauf, Berlin: Sigma

Breyer, Friedrich, Zweifel, Peter; Kifmann, Mathias (2005): Gesundheitsökonomik, Berlin: Springer Verlag

Brose, Hanns Georg; Hildenbrand, Bruno (1988): Biographisierung von Erleben und Handeln, in: Dies., (Hg.), Vom Ende des Individuums zur Individualität ohne Ende, Opladen: Leske + Budrich, S. 11-30

Brown, John C. (1990): Public Health Reform and the Decline in Urban Mortality. The Case of Germany, 1876-1912. Paper presented to the 10th International Economic History Congress, Leuven, 20.-24.08.1990

Burckhardt, Jakob (1955): Die Kultur der Renaissance in Italien. Ein Versuch. Gesammelte Werke, Bd. III, Darmstadt: Nikol Verlag

Bynum, Caroline Walker (1982): Jesus as Mother: Studies in the Spirituality oft he High Middle Ages, Berkeley

Clemens, Wolfgang (1998): Entwicklung und Stand der Soziologie des Alter(n)s, in: Ders.; Backes, Gertrud M. (Hg.), Altern und Gesellschaft. Gesellschaftliche Modernisierung durch Altersstrukturwandel, Opladen: Leske + Budrich, S. 83-107

Clemens, Wolfgang (2004): Arbeit und Alter(n)n – neue Aspekte eines alten Themas, in: Blüher, Stefan; Stosberg, Manfred (Hg.), Neue Vergesellschaftungsformen des Alter(n)s, Wiesbaden: VS Verlag, S. 87-100

Cole, Thomas, R.; Winkler, Mary G. (1988): "Unsere Tage zählen". Ein historischer Überblick über Konzepte des Alterns in der westlichen Kultur, in:

Göckenjan, Gerd; Kondratowitz, Hans-Joachim von (Hg.), Alter und Alltag, Frankfurt/Main: Suhrkamp, S. 35-66

Conrad, Christoph (1994): Vom Greis zum Rentner. Der Strukturwandel des Alters in Deutschland zwischen 1830 und 1930, Göttingen: Vandenhoeck & Ruprecht

Cumming, Elaine; Herny, William E. (1961): Growing old. The process of disengagement, New York: Basic Books

Degele, Nina (2002): Einführung in die Techniksoziologie, München: Wilhelm Fink Verlag

Denton, Magaret A. et al. (2004): Reflexive Planning for Later Life, in: Canadian Journal on Aging/Revue Canadienne du Vieillissement, Jg. 23, Heft 1, S. 71-82

Dilthey, Wilhelm ([1927]1989): Das Erleben und die Selbstbiographie, in: Niggl, Günter (Hg.), Die Autobiographie. Zu Form und Geschichte einer literarischen Gattung, Darmstadt: Wissenschaftliche Buchgesellschaft, S. 21-32

Dinkel, Reiner H. (1994): Demographische Alterung: Ein Überblick unter besonderer Berücksichtigung der Mortalitätsentwicklungen, in: Baltes, Paul B., Mittelstraß, Jürgen; Staudinger, Ursula M. (Hg.), Alter und Altern: Ein interdisziplinärer Studientext zur Gerontologie, Berlin: Walter de Gruyter, S. 62-93

Dinkel, Reiner H. (1999): Demographische Entwicklung und Gesundheitszustand. Eine empirische Kalkulation der Healthy Life Expectancy für die Bundesrepublik auf der Basis von Kohortendaten, in: Häfner, H. (Hg.), Gesundheit – unser höchstes Gut?, Schriften der mathematisch-naturwissenschaftlichen Klasse der Heidelberger Akademie der Wissenschaften, Berlin: Springer Verlag, S. 61-82

Dinzelbacher, Peter (1996): Angst im Mittelalter. Teufels-, Todes- und Gotteserfahrung: Mentalitätsgeschichte und Ikonographie, Paderborn: Schöningh Verlag

Dörre, Klaus (2009): Ende der Planbarkeit? Lebensentwürfe in unsicheren Zeiten, in: Aus Politik und Zeitgeschichte (APuZ), 41/2009, S. 19-24

Dritter Altenbericht (2001): Dritter Bericht zur Lage der älteren Generation in der Bundesrepublik Deutschland. Alter und Gesellschaft und Stellungnahme der Bundesregierung. URL: http://dip21.bundestag.de/dip21/btd/14/051/1405130.pdf (22.09.2009)

Druyen, Thomas (2003): Olymp des Lebens. Das neue Bild des Alters, München: Luchterhand

Durkheim, Emile ([1893]1992): Über soziale Arbeitsteilung. Studie über die Organisation höherer Gesellschaften, Frankfurt/Main: Suhrkamp

Ecarius, Jutta (1996): Individualisierung und soziale Reproduktion im Lebensverlauf. Konzepte der Lebenslaufforschung, Opladen: Leske + Budrich

Ehmer, Josef (1990): Sozialgeschichte des Alters, Frankfurt/Main: Suhrkamp

Ehmer, Josef (2004): Bevölkerungsgeschichte und historische Demographie 1800 – 2000, München: Oldenbourg Verlag

Eisenmenger, Matthias (2006): Lebenserwartung der Deutschen steigt weiter an. URL: http://www.innovations-report.de/html/berichte/statistiken/bericht-72354.html (27.02.2009)

Elias, Nobert (1997): Über den Prozeß der Zivilisation. Soziogenetische und psychogenetische Untersuchungen, Frankfurt/Main: Suhrkamp

Ellul, Jacques (1964): The Technological Society, New York: Alfred Knopf

Endruweit, Günter; Trommsdorff, Gisela (Hg.) (2002): Wörterbuch der Soziologie, Stuttgart: Lucius & Lucius

Engstler, Heribert (2004): Geplantes und realisiertes Austrittsalter aus dem Erwerbsleben. Ergebnisse des Alterssurveys 1996 und 2002. DZA- Diskussionspapier Nr. 41. URL: http://www.dza.de/SharedDocs/Publikationen/Diskussionspapiere/Diskussionspapier_Nr_41,templateId=raw,property=publicationFile.pdf/Diskussionspapier_Nr_41.pdf (20.04.2009)

Engstler, Heribert (2006): Erwerbsbeteiligung in der zweiten Lebenshälfte und der Übergang in den Ruhestand, in: Tesch-Römer, Clemens, Engstler, Heribert; Wurm, Susanne (Hg.), Altwerden in Deutschland. Sozialer Wandel und individuelle Entwicklung in der zweiten Lebenshälfte, Wiesbaden: VS Verlag, S. 85-154

Erbsland, Manfred; Wille, Eberhard (1995): Bevölkerungsentwicklung und Finanzierung der Gesetzlichen Krankenversicherung, in: Zeitschrift für die gesamte Versicherungswissenschaft, Jg. 86, Heft 4, S. 661-686

FAZ.NET (2009): Das Unsterblichkeitsenzym. URL: http://www.faz.net/s/RubBF80E0BCB9BE4D30B11BB6D4CFBD637E/Doc~E7DB069C24DF24AF480C4619A56620D79~ATpl~Ecommon~Scontent.html (08.10. 2009)

Felder, Stefan; Zweifel, Peter (1996): Gesundheits- und sozialpolitische Implikationen des Alterungsprozesses, in: Zweifel, Peter; Felder, Stefan (Hg.), Eine ökonomische Analyse des Alterungsprozesses, Bern: Haupt Verlag, S. 221-249

Fischer, Ernst Peter (2005): Kaufleute der Unsterblichkeit. Altern und Sterben im Blick der Wissenschaft, in: Bachmaier, Helmut (Hg.), Altersgesellschaft. Analysen und Visionen, Göttingen: Wallstein Verlag, S. 126-136

Foucault, Michel (1977): Sexualität und Wahrheit, Bd. I, Frankfurt/Main: Suhrkamp

Frerichs, Frerich; Naegele, Gerhard (1998): Strukturwandel des Alters und Arbeitsmarktentwicklung – Perspektiven der Alterserwerbsarbeit im demographischen und wirtschaftsstrukturellen Wandel, in: Clemens, Wolfgang; Backes, Gertrud M. (Hg.), Altern und Gesellschaft – Gesellschaftliche Modernisierung durch Altersstrukturwandel, Opladen: Leske + Budrich, S. 237-256

Fries, James (1989): Erfolgreiches Altern. Medizinische und demographische Perspektiven, in: Baltes, Margret, Kohli, Martin; Sames, Karl (Hg.), Erfolgreiches Altern. Bedingungen und Variationen, Bern: Huber, S. 19-26

Fuchs, Werner (1984): Biographische Forschung. Eine Einführung in Praxis und Methoden, Opladen: Westdeutscher Verlag

Fuchs, Johann; Thon, Manfred (1999): Nach 2010 sinkt das Angebot an Arbeitskräften, in: IABkurzbericht 4/1999. URL: http://doku.iab.de/kurzber/1999/kb0499.pdf (21.04.2009)

Fünfter Altenbericht (2006): Fünfter Bericht zur Lage der älteren Generation in der Bundesrepublik Deutschland. Potenziale des Alters in Wirtschaft und Gesellschaft. Der Beitrag älterer Menschen zum Zusammenhalt der Generationen. URL: http://www.bmfsfj.de/bmfsfj/generator/RedaktionBMFSFJ/Abteilung3/Pdf-Anlagen/fuenfter-altenbericht,property=pdf,bereich=bmfsfj,sprache=de,rwb=true.pdf (22.09.2009)

Fürst, Moritz (1903): Stellung und Aufgaben des Arztes in der öffentlichen Armenpflege, in: Ders.; Windscheid, Franz (Hg.), Handbuch der Sozialen Medizin, Jena: Fischer Verlag, S. 246-271

Gaunt, David (1982): Formen der Altersversorgung in Bauernfamilien Nord- und Mitteleuropas, in: Mitterauer, Michael; Sieder, Reinhard (Hg.), Historische Familienforschung, Frankfurt/Main: Suhrkamp, S. 156-191

Geiss, Karlmann (2003): Arbeitsgruppe IV. Thesen, in: Geiger, Helmut (Hg.), Die Würde des alten Menschen ist unantastbar. Rechtliche, medizinische, wirtschaftliche und soziale Probleme der letzten Lebensphase, Bad Boll: edition akademie, S. 132-135

Giddens, Anthony (1991): Modernity and Self-identity. Self and Society in the Late Modern Age, Cambridge: Polity Press

Giddens, Anthony (1997): Die Konstitution der Gesellschaft. Grundzüge einer Theorie der Strukturierung, Frankfurt/Main: Campus

Göckenjan, Gerd (1988): „Solange uns die Sonne leuchtet, ist Zeit des Wirkens". Zum Wandel des Motivs: Leistung im Alter, in: Ders.; Kondratowitz, Hans-Joachim von (Hg.), Alter und Alltag, Frankfurt/Main: Suhrkamp, S. 67-99

Göckenjan, Gerd (Hg.) (1990): Recht auf ein gesichertes Alter? Studien zur Geschichte der Alterssicherung in der Frühzeit der Sozialpolitik, Augsburg: Maro-Verlag

Goethe, Johann Wolfgang von ([1795]1996): Goethes neue Schriften. Dritter bis sechster Band: Wilhelm Meisters Lehrjahre. Ein Roman, Berlin: Unger Verlag

Gugutzer, Robert (2002): Leib, Körper und Identität. Eine phänomenologisch-soziologische Untersuchung zur personalen Identität, Wiesbaden: Westdeutscher Verlag

Gugutzer, Robert (2004): Soziologie des Körpers, Bielefeld: transcript Verlag

Gurjewitsch, Aaron J. (1994): Das Individuum im europäischen Mittelalter, München: Beck Verlag

Hahn, Alois (1982): Zur Soziologie der Beichte und anderer Formen institutionalisierter Bekenntnisse. Selbstthematisierung und Zivilisationsprozeß, in: Kölner Zeitschrift für Soziologie und Sozialpsychologie, 34. Jg., Heft 3, S. 407-434

Hajnal, John (1965): European marriage Patterns in perspective, in: Glass, D.V., Eversley, D.E.C. (Hg.), Population in history. Essays in historical demography, London, S. 101-143

Hajnal, John (1983): Two kinds of preindustrial household formation system, in: Wall, Richard, Robin, John; Laslett, Peter (Hg.), Family Forms in Historic Europe, Cambridge, S. 65-104

Harris, John (2009): Anmerkungen zur Unsterblichkeit. Die Ethik und Gerechtigkeit lebensverlängernder Therapien, in: In: Knell, Sebastian; Weber, Marcel (Hg.), Länger leben? Philosophische und biowissenschaftliche Perspektiven, Frankfurt/Main: Suhrkamp, S. 174-209

Heinzelmann, Martin (2004): Das Altenheim – immer noch eine „Totale Institution"? Untersuchung des Binnenlebens zweier Altersheime, Göttingen: Cuvillier Verlag

Held, Thomas (1982): Ausgedinge und ländliche Gesellschaft. Generationenverhältnisse in Österreich des 17. bis 19. Jahrhunderts, in: Conrad, Christoph; Kondratowitz, Hans-Joachim von (Hg.), Rural Retirement Arrangements in Seventeenth-Nineteenth-Century Austria: A Cross-Community Analysis, Journal of History 7, S. 227-254

Hinrichs, Karl (1989): Irreguläre Beschäftigungsverhältnisse und soziale Sicherheit. Facetten der Erosion des Normalarbeitsverhältnisses in der Bundesrepublik, in: Prokla, 77, S. 7-33

Höpflinger, Francois (1997): Bevölkerungssoziologie. Eine Einführung in bevölkerungssoziologische Ansätze und demographische Prozesse, Weinheim: Juventa

Höpflinger, Francois (2005): Folgen von Langlebigkeit für Gesellschaft und Generationenbeziehungen. Zur Entwicklung der Lebenserwartung, in: Bachmaier, Helmut (Hg.), Die Zukunft der Altersgesellschaft. Analysen und Visionen, Göttingen: Wallstein Verlag, S. 21-31

Hopf-Droste, Marie-Luise (1981): Fest und Alltag auf einem Artländer Bauernhof 1873-1919, Leer: Schuster in Komm

Hurrelmann, Klaus (1994): Lebensphase Jugend. Eine Einführung in die sozialwissenschaftliche Jugendforschung, Weinheim: Juventa

Imhof, Arthur E. (1981): Die gewonnenen Jahre. Von der Zunahme unserer Lebensspanne seit 300 Jahren, München: Beck Verlag

Imhof, Arthur E. (1981a): Unterschiedliche Säuglingssterblichkeit in Deutschland, 18. bis 20. Jahrhundert – Warum?, in: Zeitschrift für Bevölkerungswissenschaft, Jg. 3, S. 343-382

Imhof, Arthur E. (1983): Unsere Lebensuhr. Phasenverschiebungen im Verlaufe der Neuzeit, in: Borscheid, Peter; Teuteberg, Hans J. (Hg.), Ehe, Liebe, Tod. Zum Wandel der Familie, der Geschlechts- und Generationsbeziehungen in der Neuzeit, Münster: Coppenrath Verlag, S. 170-198

Imhof, Arthur E. (1984): Von der unsicheren zur sicheren Lebenszeit, in: Vierteljahresschrift für Sozial- und Wirtschaftsgeschichte, Jg. 71, S. 175-198

Imhof, Arthur E. (1984a): Die verlorenen Welten. Alltagsbewältigung durch unsere Vorfahren – und weshalb wir uns heute so schwer damit tun, München: Beck Verlag

Imhof, Arthur E. (1988): Von der unsicheren zur sicheren Lebenszeit. Fünf historisch-demographische Studien, Darmstadt: Wissenschaftliche Buchgesellschaft

Imhof, Arthur E. (1992): Ars vivendi. Von der Kunst, das Paradies auf Erden zu finden, Wien: Böhlau

Imhof, Arthur E. (1994): Erfüllt leben – in Gelassenheit sterben, in: Imhof, Arthur E.; Weinknecht, Rita (Hg.), Erfüllt leben – in Gelassenheit sterben. Geschichte und Gegenwart, Berlin: Duncker & Humblot, S. 253-261

Imhof, Arthur (1996): Die Zunahme unserer Lebensspanne seit 300 Jahren – und die Folgen. Schriftenreihe des Bundesministeriums für Familie, Senioren, Frauen und Jugend, Band 110, Stuttgart: Kohlhammer

Jones, Ian Rees, Leontowitsch, Miranda; Higgs, Paul (2010): The Experience of Retirement in Second Modernity: Generational Habitus among Retired Senior Managers, in: Sociology, Jg. 44, S. 103-120

Junge, Matthias (2002): Individualisierung, Frankfurt/Main: Campus

Kade, Sylvia (1994): Individualisierung und Älterwerden – der paradoxe Weg in die Moderne, in: Dies. (Hg.), Individualisierung und Älterwerden, Bad Heilbrunn: Verlag Julius Klinkhardt, S. 17-44

Kade, Sylvia (1994a): Altersbildung. Ziele und Konzepte. Deutsches Institut für Erwachsenenbildung, Frankfurt/Main: Suhrkamp

Kass, Leon R. (2001): L'Chaim and its Limits: Why Not Immortality?, in: First Things 113, S. 17-24 (Übersetzung von Marcel Mertz)

Kaufmann, Franz-Xaver (1983): Warum nicht Bevölkerungspolitik?, in: Rupp, Sabine; Schwarz, Karl (Hg.), Beiträge aus der bevölkerungswissenschaftlichen Forschung: Festschrift für Hermann Schubnell, Boppard: Boldt-Verlag, S. 35-44

Kaufmann, Franz-Xaver (2003): Ambivalenzen der sozialen Sicherheit, in: Allmendinger, Jutta (Hg.), Entstaatlichung und soziale Sicherheit. Verhandlungen des 31. Kongresses der Deutschen Gesellschaft für Soziologie in Leipzig, Opladen: Leske + Budrich, S. 114-133

Kaufmann, Franz-Xaver (2005): Schrumpfende Gesellschaft. Vom Bevölkerungsrückgang und seinen Folgen, Frankfurt/Main: Suhrkamp

Keupp, Heiner (1994): Ambivalenzen postmoderner Identität, in: Beck, Ulrich; Beck-Gernsheim, Elisabeth (Hg.), Riskante Freiheiten. Individualisierung in modernen Gesellschaften, Frankfurt/Main: Suhrkamp, S. 336-350

Keupp, Heiner (1996): Empowerment, in: Kreft, Dieter; Mielenz, Ingrid (Hg.), Wörterbuch Soziale Arbeit, Weinheim: Beltz Verlag, S. 165-168

Kiss, Istvan N. (1983): Ländliche und städtische Familienstrukturen in Ungarn während des 17. und 18. Jahrhunderts, in: Borscheid, Peter; Teuteberg, Hans J. (Hg.), Ehe, Liebe, Tod. Zum Wandel der Familie, der Geschlechts- und Generationsbeziehungen in der Neuzeit, Münster: Coppenrath Verlag, S. 245-263

Knell, Sebastian; Weber, Marcel (2009): Länger leben? Philosophische und biowissenschaftliche Perspektiven, Frankfurt/Main: Suhrkamp

Knell, Sebastian (2009): Sollen wir sehr viel länger leben wollen? Reflexionen zu radikaler Lebensverlängerung, maximaler Langlebigkeit und biologischer Unsterblichkeit, in: Ders.; Weber, Marcel (Hg.), Länger leben? Philosophische und biowissenschaftliche Perspektiven, Frankfurt/Main: Suhrkamp, S. 117-151

König, René (1965): Die strukturelle Bedeutung des Alters in der fortgeschrittenen Industriegesellschaft, in: Ders., Soziologische Orientierungen, Köln: Kiepenheuer & Witsch Verlag, S. 134-146

Kohli, Martin (1978): Soziologie des Lebenslaufs, Darmstadt/Neuwied: Luchterhand

Kohli, Martin (1983): Thesen zur Geschichte des Lebenslaufs als sozialer Institution, in: Conrad, Christoph; Kondratowitz, Hans-Joachim von (Hg.), Gerontologie und Sozialgeschichte. Wege zu einer historischen Betrachtung des Alters, Berlin: DZA, S. 133-147

Kohli, Martin (1985): Die Institutionalisierung des Lebenslaufs. Historische Befunde und theoretische Argumente, in: Kölner Zeitschrift für Soziologie und Sozialpsychologie, Jg. 37, S. 1-29

Kohli, Martin (1988): Normalbiographie und Individualität: Zur institutionellen Dynamik des gegenwärtigen Lebenslaufregimes, in: Brose, Hanns-Georg; Hildenbrand, Bruno (Hg.), Vom Ende des Individuums zur Individualität ohne Ende, Opladen: Leske + Budrich, S. 33-53

Kohli, Martin (1992): Altern in soziologischer Perspektive, in: Baltes, Paul B.; Mittelstraß, Jürgen (Hg.), Zukunft des Alterns und gesellschaftliche Entwicklung, Berlin: Walter de Gruyter, S. 231-259

Kohli, Martin (1994): Institutionalisierung und Individualisierung der Erwerbsbiographie, in: Beck, Ulrich; Beck-Gernsheim, Elisabeth (Hg.), Riskante Freiheiten, Frankfurt/Main: Suhrkamp, S. 219-244

Kohli, Martin (1995): Alter und Altern der Gesellschaft, in: Schäfers, Bernhard; Zapf, Wolfgang (Hg.), Handwörterbuch zur Gesellschaft Deutschlands, Opladen: Leske + Budrich, S. 1-11

Kohli, Martin, Freter, Hans-Jürgen, Langehennig, Manfred, Roth, Silke, Simoneit, Gerhard; Tregel, Stephan (1992): Engagement im Ruhestand. Rentner zwischen Erwerb, Ehrenamt und Hobby, Opladen: Leske + Budrich

Koller, Barbara (2001): Ältere Arbeitnehmer. Das Rentenalter wurde angehoben – zieht der Arbeitsmarkt mit? Eine Analyse zum Übergang in Rente, zu Erwerbsbeteiligung und Arbeitslosigkeit Älterer. IAB Werkstattbericht, URL: http://doku.iab.de/werkber/2001/wb0701.pdf (25.05.2009)

Kondratowitz, Hans-Joachim von (1988): Allen zur Last, niemandem zur Freude. Die institutionelle Prägung des Alterserlebens als historischer Prozess, in: Göckenjan, Gerd; Kondratowitz, Hans-Joachim von (Hg.), Alter und Alltag, Frankfurt/Main: Suhrkamp, S. 100-136

Kondratowitz, Hans-Joachim von (1998): Vom gesellschaftlich „regulierten" über das „unbestimmte" zum „disponiblen" Alter, in: Clemens, Wolfgang; Backes, Gertrud M. (Hg.), Altern und Gesellschaft. Gesellschaftliche Modernisierung durch Altersstrukturwandel, Opladen: Leske + Budrich, S. 61-81

Konietzka, Dirk; Geisler, Esther (2008): Sozialstruktur und Demografie, in: Soziologische Revue, Jg. 31, S. 160-169

Krohn, Wolfgang (1997): Rekursive Lernprozesse: Experimentelle Praktiken in der Gesellschaft. Das Beispiel Abfallwirtschaft, in: Rammert, Werner; Bechmann, Gotthard (Hg.), Technik und Gesellschaft. Jahrbuch, Frankfurt/Main: Campus, S. 65- 89

Laslett, Peter (1995): Das dritte Alter. Historische Soziologie des Alters, Weinheim: Juventa Verlag

Lauterbach, Wolfgang (1994): Lebenserwartung, Lebensverläufe und Generationenfolgen in Familien, Arbeitspapier Nr. 10. Forschungsschwerpunkt „Gesellschaft und Familie", Konstanz: Universitätsverlag

Lawton, George (1943): New Goals for Old Age, New York: Columbia University Press

Lehmann, Paul (1989): Autobiographien des lateinischen Mittelalters, in: Niggl, Günter (Hg.), Die Autobiographie. Zu Form und Geschichte einer literarischen Gattung, Darmstadt: Wissenschaftliche Buchgesellschaft, S. 283-320

Leisering, Lutz (1992): Sozialstaat und demographischer Wandel. Wechselwirkungen, Generationenverhältnisse, politisch-institutionelle Steuerung, Frankfurt/Main: Campus

Lepenies, Wolf (1976): Das Ende der Naturgeschichte: Wandel kultureller Selbstverständlichkeiten in den Wissenschaften des 18. und 19. Jahrhunderts, München: Hanser Verlag

Levy, René (1977): Der Lebenslauf als Statusbiographie: Die weibliche Normalbiographie in makrosoziologischer Perspektive, Stuttgart: Enke

Loo, Hans van der; Reijen, Willem van (1997): Modernisierung. Projekt und Paradox, München: Deutscher Taschenbuch Verlag

Luckmann, Thomas (1986): Zeit und Identität: Innere, soziale und historische Zeit, in: Fürstenberg, Friedrich; Mörth, Ingo (Hg.), Zeit als Strukturelement von Lebenswelt und Gesellschaft, Linz: Trauner Verlag, S. 135-174

Luhmann, Niklas (1984): Soziale Systeme. Grundriß einer allgemeinen Theorie, Frankfurt/Main: Suhrkamp

Luhmann, Niklas (1990): Risiko und Gefahr, in: Ders., Soziologische Aufklärung 5. Konstruktivistische Perspektiven, Opladen: Westdeutscher Verlag, S. 131-169

Luhmann, Niklas (1997): Die Gesellschaft der Gesellschaft, Frankfurt/Main: Suhrkamp

Luy, Marc (2006): Perspektiven für die zukünftige Entwicklung der Lebenserwartung. Rostocker Zentrum zur Erforschung des demografischen Wandels – Diskussionspapier, URL: http://www.rostockerzentrum.de/publikationen/ rz_diskussionpapier_4.pdf (24.09.2009)

Mader, Wilhelm (1994): Emotionalität und Individualität im Alter – Biographische Aspekte des Alterns, in: Kade, Sylvia (Hg.), Individualisierung und Älterwerden., Bad Heilbrunn: Verlag Julius Klinkhardt, S, 95-114

Makropoulos, Michael (1990): Möglichkeitsbändigungen. Disziplin und Versicherung als Konzepte zur sozialen Steuerung von Kontingenz, in: Soziale Welt, Jg. 41, Heft 4, S. 407-423

Mahrholz, Werner (1919): Deutsche Selbstbekenntnisse. Ein Beitrag zur Geschichte der Selbstbiographie von der Mystik bis zum Pietismus, Berlin: Furche Verlag

Mahrholz, Werner (1989): Der Wert der Selbstbiographie als geschichtliche Quelle, in: Niggl, Günter (Hg.), Die Autobiographie: zu Form und Geschichte einer literarischen Gattung, Darmstadt: Wissenschaftliche Buchgesellschaft, S. 72-74

Marcuse, Herbert (1965): Industrialisierung und Kapitalismus im Werk Max Webers, in: Ders., Kultur und Gesellschaft 2, Frankfurt/Main: Suhrkamp, S. 107-129

Mayer, Karl Ulrich (1981): Gesellschaftlicher Wandel und soziale Struktur des Lebensverlaufs, in: Matthes, Joachim (Hg.), Lebenswelt und soziale Probleme. Verhandlungen des 20. Deutschen Soziologentages zu Bremen, Frankfurt/Main: Campus, S. 492-501

Mayer, Karl Ulrich; Müller, Walter (1986): The state and the structure of life course, in: Sörensen, Aage B.; Weinert, Franz E. (Hg.), Human development and the life course: Multidisciplinary perspectives, Hillsdale: Erlbaum, S. 217-246

Mayer, Karl Ulrich; Müller, Walter (1989): Lebensverläufe im Wohlfahrtsstaat, in: Weymann, Ansgar (Hg.), Handlungsspielräume. Untersuchungen zur Individualisierung und Institutionalisierung von Lebensläufen in der Moderne, Stuttgart: Enke Verlag, S. 41-60

Mayer, Karl Ulrich (2001): Lebensverlauf, in: Schäfers, Bernhard; Zapf, Wolfgang (Hg.), Handwörterbuch zur Gesellschaft Deutschlands, Bonn: Bundeszentrale für politische Bildung, S. 446-460

Mc Keown, Thomas. (1976): The Modern Rise of Population, London: Academic Press

Misch, Georg (1907): Geschichte der Autobiographie. Band I: das Altertum, Leipzig: B. G. Teubner Verlag

Misch, Georg (1955): Geschichte der Autobiographie. Band II.2: das Mittelalter, Frankfurt/Main: Schulte-Bulmke Verlag

Mitterauer, Michael (1977): Familienwirtschaft und Altenversorgung, in: Ders.; Sieder, Reinhold (Hg.), Vom Patriarchat zur Partnerschaft. Zum Strukturwandel der Familie, München: Beck, S. 8-117

Mitterauer, Michael (2003): Mittelalter, in: Gestrich, Andreas, Krause, Jens-Uwe; Mitterauer, Michael (Hg.), Geschichte der Familie, Stuttgart: Alfred Kröner Verlag, S. 160-363

Mohl, Hans (1993): Die Altersexplosion. Droht uns ein Krieg der Generationen?, Stuttgart: Kreuz Verlag

Moritz, Karl Philipp ([1785]1987): Anton Reiser. Ein psychologischer Roman, München: Verlag C. H. Beck

Morris, Colin (1972): The Discovery oft he Individual. 1050-1200, London

Müller, Ulrich (1989): Thesen zu einer Geschichte der Autobiographie im Deutschen Mittelalter., in: Niggl, Günter (Hg.), Die Autobiographie. Zu Form und Geschichte einer literarischen Gattung, Darmstadt: Wissenschaftlicher Verlag, S. 297-320

Nave-Herz, Rosemarie (1988): Kontinuität und Wandel in der Bedeutung, in der Struktur und Stabilität von Ehe und Familie in der Bundesrepublik Deutschland, in: Dies., (Hg.), Wandel und Kontinuität der Familie in der Bundesrepublik Deutschland, Stuttgart: Lucius & Lucius Verlag, S. 45-71

Nave-Herz, Rosemarie (1998): Die These über den „Zerfall der Familie", in: Friedrichs, Jürgen, Lepsius, Rainer; Mayer, Karl Ulrich (Hg.), Die Diagnosefähigkeit der Soziologie. Sonderheft 38 der Kölner Zeitschrift für Soziologie und Sozialpsychologie, Opladen: Westdeutscher Verlag, S. 286-315

Neumann, Bernd (1970): Identität und Rollenzwang. Zur Theorie der Autobiographie, Frankfurt/Main: Aula Verlag

Niederfranke, Annette; Weidmann, Mechthild (1994): Gesellschaftliches Potenzial älterer Menschen. Brauchen wir neue Handlungsfelder?, in: Imhof, Arthur E.; Weinknecht, Rita (Hg.), Erfüllt leben – in Gelassenheit sterben. Geschichte und Gegenwart, Berlin: Duncker & Humblot

Niehaus, Frank (2006): Alter und steigende Lebenserwartung. Eine Analyse der Auswirkungen auf die Gesundheitsausgaben, Köln: Wissenschaftliches Institut der PKV

Niggl, Günter (1977): Geschichte der deutschen Autobiographie im 18. Jahrhundert, Stuttgart: Metzler Verlag

Nullmeier, Frank (2003): Spannungs- und Konfliktlinien im Sozialstaat, in: Der Sozialstaat in der Diskussion – Der Bürger im Staat, Heft 4, URL: http://www.buergerimstaat.de/4_03/konflikt.htm (02.07.2009)

Omran, Abdel R. (1971): The Epidemiologic Transition. A Theory of the Epidemiology of Population Change, in: Milbank Memorial fund Quarterly, Jg. 49

Parsons, Talcott (1962): The Aging in American Society, in: Law and Contemporary Problems, Jg. 27, S. 22-35

Peliziius-Hoffmeister, Helga (2006): Biographische Sicherheit im Wandel? Eine historisch vergleichende Analyse von Künstlerbiographien, Wiesbaden: DUV Verlag

Petzold, Hilarion (1982): Leibzeit, in: Kamper, Dietmar; Wulf, Christoph (Hg.), Die Wiederkehr des Körpers, Frankfurt/Main: Suhrkamp, S. 68-81

Pfister, Christian (1994): Bevölkerungsgeschichte und historische Demographie 1500-1800. Enzyklopädie Deutscher Geschichte, Band 28, München: Oldenbourg

Plessner, Helmuth (1964): Conditio humana, Pfullingen: Neske.

Rein, Adolf (1989): Über die Entwicklung der Selbstbiographie im ausgehenden deutschen Mittelalter, in: Niggl, Günter (Hg.), Die Autobiographie. Zu Form und Geschichte einer literarischen Gattung, Darmstadt: Wissenschaftliche Buchgesellschaft, S. 321-342

Riley, Matilda, W., Johnson, Marilyn E.; Foner, Anne (1972): Aging and society. Bd. III. A Sociology of Age Stratification, New York: Russell Sage

Riley, Matilda W.; Riley, John (1992): Individuelles und gesellschaftliches Potential des Alterns, in: Baltes, Paul ; Mittelstrass, Jürgen (Hg.), Zukunft des Alterns und gesellschaftliche Entwicklung, Berlin: de Gruyter, S. 437-459

Rosenbaum, Heidi (1982): Formen der Familie. Untersuchungen zum Zusammenhang von Familienverhältnissen, Sozialstruktur und sozialem Wandel in der deutschen Gesellschaft des 19. Jahrhunderts, Frankfurt/Main: Suhrkamp

Rosenmayr, Leopold (1969): Soziologie des Alters, in: König, René (Hg.), Handbuch der empirischen Sozialforschung, Stuttgart: Ferdinand Enke Verlag, S. 306-357

Rosenmayr, Leopold; Rosenmayr, Hilde (1978): Der alte Mensch in der Gesellschaft, Reinbek: Rowohlt Taschenbuch Verlag

Rostocker Zentrum zur Erforschung des Demografischen Wandels (2008): Die Lebenserwartung der Deutschen steigt bis 2050 mindestens um sechs Jahre – Sinkende Sterberaten auch Dank moderner Medikamente, URL: http://idw-online.de/pages/de/news271879 (24.07.2008)

Sackstetter, Susanne (1988): Normen und Leitlinien lebensgeschichtlichen Erzählens von Frauen eines württembergischen Dorfs, in: Gestrich, Andreas, Knoch, Peter; Merkel, Helga (Hg.), Biographie – sozialgeschichtlich, Göttingen: Vandenhoeck Ruprecht, S. 126-140

Schachtner, Christel (1994): Vom Verschwinden des Alters, in: Kade, Sylvia (Hg.), Individualisierung und Älterwerden, Bad Heilbrunn: Verlag Julius Klinkhardt, S.85-94

Schäuble, Gerhard (1989): Die schönsten Jahre des Lebens? Lebenslagen und Alltagsrhythmen von jungen Alten, Stuttgart: Enke Verlag

Schelsky, Helmut (1965): Der Mensch in der wissenschaftlichen Zivilisation, in: Ders., Auf der Suche nach der Wirklichkeit, Düsseldorf: Diederichs, S.439-481

Schenda, Rudolf (1983): Bewertungen und Bewältigungen des Alters aufgrund volkskundlicher Materialien, in: Conrad, Christoph; von Kondratowitz, Hans-Joachim von (Hg.), Gerontologie und Sozialgeschichte, Berlin, S. 59-71

Schimank, Uwe (2002): Das zwiespältige Individuum. Zum Person-Gesellschaft- Arrangement der Moderne, Opladen: Leske + Budrich

Schimany, Peter (2001): Alter und Altern aus bevölkerungssoziologischer Perspektive – Anmerkungen zur Konzeptualisierung einer Soziologie des Alter(n)s, in: Backes, Gertrud M., Clemens, Wolfgang; Schroeter, Klaus R. (Hg.), Zur Konstruktion sozialer Ordnungen des Alter(n)s, Opladen: Leske + Budrich, S. 81-96

Schimany, Peter (2003): Die Alterung der Gesellschaft. Ursachen und Folgen des demographischen Umbruchs, Frankfurt/Main: Suhrkamp

Schmitz-Scherzer, Reinhard (1992): Suizid im Alter – Gerontologische Aspekte, in: Imhof, Arthur E., Leben wir zu lange? Die Zunahme unserer Lebensspanne seit 300 Jahren – und die Folgen, Köln: Böhlau Verlag, S. 159-162

Schmitz-Scherzer, Reinhard (1994): Sterben und Tod im Alter, in: Baltes, Paul B., Mittelstraß, Jürgen; Staudinger, Ursula M., Alter und Altern: Ein interdisziplinärer Studientext zur Gerontologie, Berlin: Walter de Gryter Verlag, S. 544-562

Schofiled, Roger (1997): „Montags-Kind, schön Angesicht". Zur Wahl des Wochentags für Taufen, Heiraten und Begräbnisse in England, 1540-1849, in: Historische Familienforschung. Ergebnisse und Kontroversen. Michael Mitterauer zum 60. Geburtstag, Frankfurt/Main: Campus, S. 83-101

Schrimpf, Hans Joachim (1963): Moritz – Anton Reiser, in: Wiese, Benno von (Hg.), Der deutsche Roman. Vom Barock bis zur Gegenwart, Band I, Düsseldorf: A. Bagel Verlag

Schroer, Markus (2005): Soziologie des Körpers, Frankfurt/Main: Suhrkamp

Schroeter, Klaus R. (2000). Altersstrukturwandel als „ungeplanter Prozeß", in: Backes, Gertrud M., (Hg.), Soziologie und Alter(n). Neue Konzepte für Forschung und Theorieentwicklung, Opladen: Leske + Budrich, S: 79-108

Schroeter, Klaus R. (2008): Alter(n), in: Willems, Herbert (Hg.), Lehr(er)buch Soziologie. Für die pädagogischen und soziologischen Studiengänge, Wiesbaden: VS Verlag, S. 611-629

Schultz, Hans Jürgen (Hg.) (1985): Die neuen Alten. Erfahrungen aus dem Unruhestand, Stuttgart: Kreuz Verlag

Shorter, Edward (1977): Die Geburt der modernen Familie, Reinbek: Rowohlt

Schweppe, Cornelia (1999): Biographisierung der Altersphase und soziale Altenarbeit, in: Lenz, Karl, Rudolph, Martin; Sickendiek, Ursel (Hg.), Die alternde Gesellschaft. Problemfelder gesellschaftlichen Umgangs mit Altern und Alter, Weinheim: Juventa Verlag, S. 261-272

Simmel, Georg ([1908]1992): Soziologie. Untersuchungen über die Formen der Vergesellschaftung, Leipzig: Duncker & Humblot

Simmel, Georg ([1913]1987): Das individuelle Gesetz. Philosophische Exkurse, in: Landmann, Michael (Hg.), Das individuelle Gesetz. Philosophische Exkurse, Frankfurt/Main: Suhrkamp, S. 174-230

Spree, Reinhard (1992): Der Rückzug des Todes. Der epidemiologische Übergang in Deutschland während des 19. und 20. Jahrhunderts, Konstanz: Universitätsverlag Konstanz

Statistisches Bundesamt Deutschland (2003): URL: http://www1.bpb.de/files/XCOOB8.pdf (08.10.2009)

Staudinger, Ursula M.; Dittmann-Kohli, Freya (1994): Lebenserfahrung und Lebenssinn, in: Baltes, Paul B., Mittelstraß, Jürgen; Staudinger, Ursula M., Alter und Altern: Ein interdisziplinärer Studientext zur Gerontologie, Berlin: Walter de Gryter Verlag, S. 408-436

Steinbrück, Peer (2006): Rede beim Neujahrsempfang der Industrie- und Handelskammer. Frankfurt am Main, 10. Januar 2006, URL: http://www.bundesfinanzministerium.de/cln_03/nn_88/DE/Aktuelles/Reden_20und_20Interviews/017.html (20.10.2007).

Steinmann, Elisabeth, (1993): Ich bin so gerne alt. Lust und Last der späten Jahre, Frankfurt/Main: Campus

Struck, Olaf (2008): Demografische Entwicklung als Herausforderung. Ein Essay zu Entwicklung und Bewältigungsstrategien, in: Amann, Anton; Kolland, Franz (Hg.), Das erzwungene Paradies des Alters? Fragen an eine Kritische Gerontologie, Wiesbaden: VS Verlag, S. 275-295

Szreter, Simon (1988): The Importance of Social Intervention in Britain's Mortality Decline c. 1850-1914: a re-interpretation of the Role of Public Health, in: Social History of Medicine, Jg. 1, S. 1-37

Tartler, Rudolf (1961): Das Alter in der modernen Gesellschaft, Stuttgart: Enke Verlag

Tews, Hans Peter (1987): Die Alten und die Politik, in: DZA (Hg.), S. 141-188

Tews, Hans Peter (1987a): ‚Neue Alte'? – Veränderungen des Altersbildes, in: Universitas, Jg. 42, Heft 9, S. 868-879

Tews, Hans Peter (1990): Neue und alte Aspekte des Strukturwandels des Alters, in: WSI Mitteilungen 8, S. 478-491

Tews, Hans Peter (1993): Neue und alte Aspekte des Strukturwandels des Alters, in: Naegele, Gerhard; Tews, Hans Peter (Hg.), Lebenslagen im Strukturwandel des Alters, Wiesbaden: Westdeutscher Verlag, S. 15-402

Tews, Hans Peter (1999): Von der Pyramide zum Pilz. Demographische Veränderungen in der Gesellschaft, in: Niederfranke, A. u.a. (Hg.), Funkkolleg Altern 2. Lebenslagen und Lebenswelten, soziale Sicherung und Altenpolitik, Opladen: Westdeutscher Verlag, S. 137-185

Tews, Hans Peter (2000): Alter – Wohnen – Technik, in: Wüstenrot Stiftung (Hg.), Technik und Wohnen im Alter. Dokumentation eines internationalen Wettbewerbs der Wüstenrot Stiftung, Stuttgart: Gutmann + Co, S. 26-90

Tremmel, Jörg, (2005): Die fetten Jahre sind vorbei, URL: http://www.politikpoker.de/die-fetten-jahre-sind-vorbei.php (07.04.2009)

Trotha, Trutz von (1997): Zur Soziologie der Gewalt, in: Ders., (Hg.), Soziologie der Gewalt. Sonderband 37 der Kölner Zeitschrift für Soziologie und Sozialpsychologie, Opladen, S. 9-56

Tuggener, Heinrich (1996): Die Zunahme der Lebensspanne seit 300 Jahren. Überlegungen aus der Sicht eines Sozialpädagogen, in: Imhof, Arthur E. (Hg.), Die Zunahme unserer Lebensspanne seit 300 Jahren und ihre Folgen, Köln: Böhlau Verlag, S. 189-199

Uhlenberg, Peter R. (1974): Cohort variations in family life cycle, in: Journal of Marriage and the Family, Jg. 36, S. 284-289

Verband Deutscher Rentenversicherungsträger (VDR) (Hg.) (1998): Prognos-Gutachten 1998 – Auswirkungen veränderter ökonomischer und rechtlicher Rahmenbedingungen auf die gesetzliche Rentenversicherung in Deutschland. DRV-Schriften. Band 9, Frankfurt/Main: VDR

Voges, Wolfgang (2008): Soziologie des höheren Lebensalters. Ein Studienbuch zur Gerontologie, Augsburg: Maro Verlag

Weber, Max (1972): Wirtschaft und Gesellschaft. Grundriß der verstehenden Soziologie, Tübingen: Mohr Verlag

Weber, Max ([1920]1988): Gesammelte Aufsätze zur Religionssoziologie I. (Hg. Von Johannes Winckemann), Tübingen: Mohr Verlag

Wenzel, Horst (1980): Höfische Geschichte, Bern: Peter Lang Verlag

Wikipedia (2009): Lebenserwartung, URL: http://de.wikipedia.org/wiki/Lebenserwartung (21.08.2009)

Willems, Herbert (1999):Institutionelle Selbstthematisierungen und Identitätsbildungen im Modernisierungsprozess, in: Willems, Herbert; Hahn, Alois (Hg.), Identität und Moderne, Frankfurt/Main: Suhrkamp, S. 62-101

Willke, Gerhard (1999): Die Zukunft der Arbeit, Frankfurt/Main: Campus

Wörner, Markus H. (1994): „Gelungenes" Leben, in: Arthur E. Imhof; Rita Weinknecht (Hg.), Erfüllt leben – in Gelassenheit sterben. Geschichte und Gegenwart, Berlin: Duncker & Humblot, S. 87-98

Wohlrab-Sahr, Monika (1993): Biographische Unsicherheit. Formen weiblicher Identität in der „reflexiven Moderne": Das Beispiel der Zeitarbeiterinnen, Opladen: Leske + Budrich

Das Standardwerk zur Soziologie der Arbeit

> Stand und Entwicklungen der Arbeitssoziologie

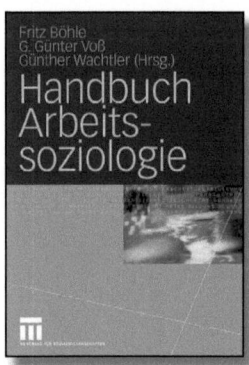

Fritz Böhle / G. Günter Voß / Günther Wachtler (Hrsg.)
Handbuch Arbeitssoziologie
2010. 1013 S. Geb. EUR 69,95
ISBN 978-3-531-15432-9

Erhältlich im Buchhandel oder beim Verlag.
Änderungen vorbehalten.
Stand: Juli 2010.

Der Inhalt: Arbeit als Grundlage menschlicher Existenz – Arbeit als menschliche Tätigkeit – Strukturwandel von Arbeit – Rationalisierung von Arbeit – Kontrolle von Arbeit – Gratifizierung von Arbeit – Gestaltung von Beschäftigungsprozessen – Subjekt und Arbeitskraft – Betriebliche und überbetriebliche Organisation – Arbeitsmarkt und Beschäftigung – Beruf und Bildung – Politische Regulierung von Arbeit und Arbeitsbeziehungen – Haushalt und informeller Sektor – Bilder als arbeitssoziologische Quellen

Das Buch gibt einen Überblick über die bisherigen Entwicklungen und den gegenwärtigen Stand zentraler Themenbereiche der Arbeitssoziologie. Das Handbuch vermittelt grundlegendes Wissen und gibt wichtige Forschungsbereiche und Diskurse der Arbeitssoziologie wieder. Theoriebestände und empirische Ergebnisse werden aufbereitet, um wesentliche Konzepte und Perspektiven des Faches erkennbar zu machen.

Gerade in der gegenwärtigen Phase tiefgreifender Umbrüche in den Formen und Erscheinungsweisen von Arbeit ist ein Blick auf den breiten Bestand von Theorien, Konzepten und Begriffen sowie empirischen Befunden eine wichtige Grundlage für Ausbildung, Forschung und Praxis. Aus dieser Perspektive werden in den Beiträgen gegenwärtige Entwicklungen von Arbeit beschrieben, aktuelle Konzepte für deren Analyse vorgestellt und neue Herausforderungen für die Forschung umrissen.

www.vs-verlag.de

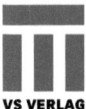
VS VERLAG

Abraham-Lincoln-Straße 46
65189 Wiesbaden
Tel. 0611.7878-722
Fax 0611.7878-400

MIX
Papier aus verantwortungsvollen Quellen
Paper from responsible sources
FSC® C105338

If you have any concerns about our products,
you can contact us on
ProductSafety@springernature.com

In case Publisher is established outside the EU,
the EU authorized representative is:
**Springer Nature Customer Service Center GmbH
Europaplatz 3, 69115 Heidelberg, Germany**

Printed by Libri Plureos GmbH
in Hamburg, Germany